药房里买得到的

传世名方

新版

身心养生专家 佟彤 ◎ 著

湖南科学技术出版社　博集天卷 CS-BOOKY

补中益气丸

金代《脾胃论》

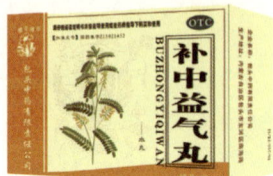

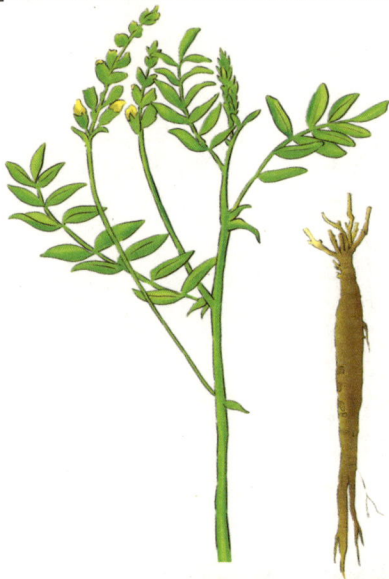

使用历史：980 年

功能主治：补中益气，升阳举贤陷。用于脾胃虚弱、中气下陷所致的体倦乏力、食少腹胀、便溏久泻、肛门下坠

主要成分：黄芪(炙)、甘草、白术、人参、当归、升麻、柴胡、橘皮

黄芪 又名黄耆。作为中药材，为豆科草本植物蒙古黄芪、膜荚黄芪的根。味甘，性微温，归肺、脾、肝、肾经，为补气要药。经过蜜炙的黄芪叫炙黄芪，补气效果比黄芪更好。

问 哪些人需要常备补中益气丸？

答 脑力劳动者：中医讲，"火生土"，属于火的心，是属于土的脾胃的"母亲"，"母亲"生病了，一定会殃及"孩子"。因此，补中益气丸适合平时劳心劳神比较多，工作压力大，长年用脑影响了脾胃功能的人吃。

体弱的儿童：如果孩子脾气虚，就容易经常患感冒，或者出现"疳积"，面色发黄，肢体瘦弱。这时可以给孩子吃"儿童版"的补中益气丸——启脾丸。

晨起头痛的人：有些人早上起来就开始头痛，活动一会儿后头痛就会减轻一点。但是到了下午，活动多了，头痛的问题又出现了。这是气虚，阳气不足以荣养头脑造成的，适合吃补中益气丸来调养。

怎么吃都不胖的人：胃口很好，很能吃，但就是不长肉，这是因为脾虚，不能把吃进去的食物转化为营养被身体吸收，食物只是穿肠过罢了。

五苓散
东汉《伤寒论》

使用历史：1800 年

功能主治：化气利水，健脾祛湿。用于膀胱化气不利，水湿内聚引起的小便不利，水肿腹胀，呕逆泄泻，渴不思饮

主要成分：泽泻、猪苓、茯苓、白术、桂枝

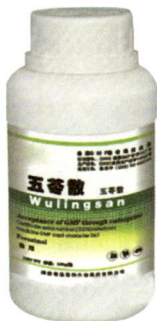

泽泻 是草本植物泽泻的干燥块茎。泽泻味甘、性寒，归肾、膀胱经。除利水渗湿外，泽泻还有降血脂的功效。

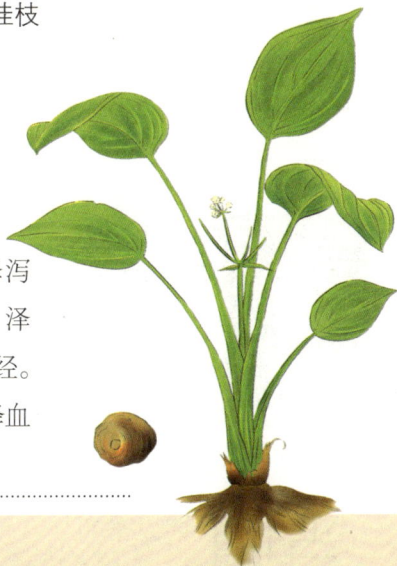

问 哪些症状适合用五苓散调养？

答

小便不利：五苓散治疗的小便不利，是虽然尿的时候不疼，但根本尿不出去，或者小便过多，尿个没完，感觉喝下去的水一点都没吸收，全都排泄出去了，总之是尿的代谢出了问题，用中医的话讲就是"膀胱气化不利"。

严重的口渴：有些人经常会口渴，严重到夜里都要被渴醒好几回。而且，他们口渴的时候往往喜欢喝热水，这是因为体内阳气不足，本能地想在热水中吸取有限的热量。这类人服用五苓散，使阳气有力化水，为身体所用，就能解决口渴的问题。

面部浮肿、不紧致：对年过四十的女性来说，五苓散应该是种常用的、调整功能的药物，它可以增强身体的水液代谢功能，改善面部浮肿的现象，使皮肤变得紧致。

八珍丸

明代《正体类要》

使用历史：480 年

功能主治：气血两虚引起的面色萎黄，食欲不振，四肢乏力，月经过多

主要成分：当归、党参、白术（炒）、茯苓、甘草、白芍、川芎、熟地黄

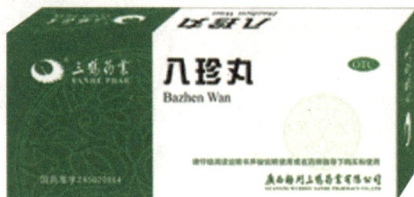

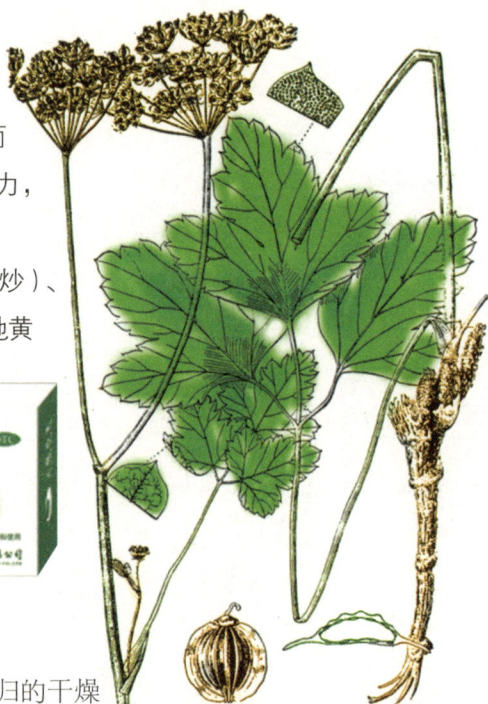

当归 是伞形科植物当归的干燥根，是最常用的中药材之一。味甘、辛，性温，归肝、心、脾经，有补血、活血，调经止痛的作用。

问 哪些人适合吃八珍丸？

答 面色萎黄无华的人：身体不丰满，过早地出现皱纹，面部皮肤萎黄苍老。

气血双虚的女人：气血双虚的女人除了气色不好之外，月经也有问题。一种是月经量少、颜色淡，月经之后肚子疼；另一种是月经量多、行经时间长，但是颜色很淡，质地也很稀。

人参归脾丸
宋代《济生方》

使用历史：750 年

功能主治：益气补血，健脾养心。用于气血不足引起的心悸，失眠，食少乏力，面色萎黄，月经量少、色淡

主要成分：人参、白术、茯苓、炙黄芪、当归、龙眼肉、酸枣仁、远志、木香、炙甘草

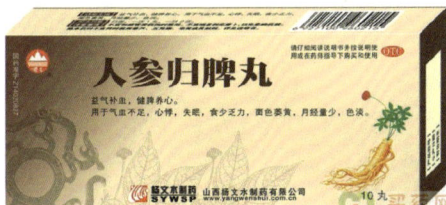

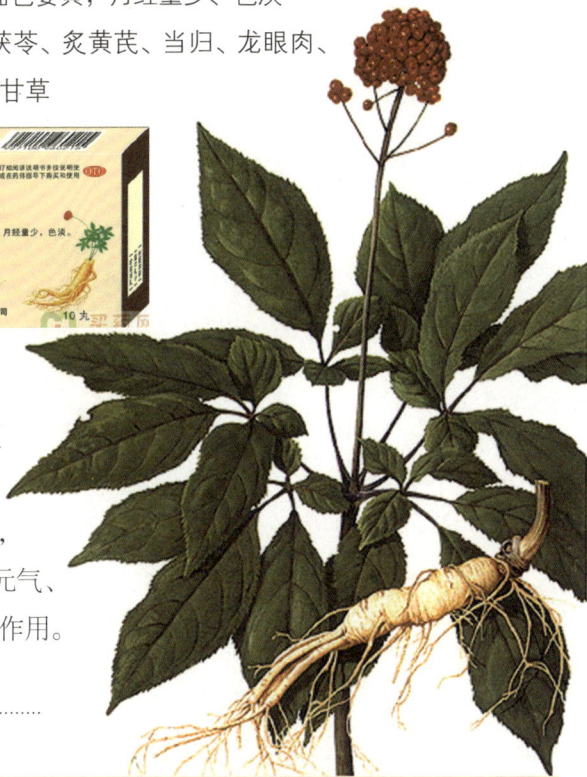

人参 是五加科植物人参的干燥根，味甘、微苦，性温，归脾、肺、心经，有大补元气、补脾益肺、生津、安神的作用。

问 哪些人适合吃人参归脾丸？

答 **劳心劳神的人**：工作繁忙的人，尤其是脑力劳动者，比较容易产生忧思，经常面色萎黄、失眠，年纪轻轻就开始健忘了，对这种人来说，人参归脾丸是应该常备的药物。

面黄肌瘦的人：瘦是因为脾胃出了问题，要么不能多吃，要么吃了也白吃，消化吸收不了。用人参归脾丸把虚弱的脾气补起来，原来不好的胃口会被打开，过去吸收不了的营养现在可以被吸收，气色也会逐渐变好。

二陈丸

宋代《太平惠民合剂局方》

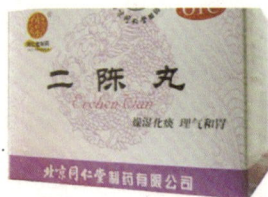

使用历史：930 年

功能主治：燥湿化痰，理气和胃，用于痰湿停滞导致的咳嗽痰多，胸脘胀闷，恶心呕吐

主要成分：陈皮、半夏、茯苓、甘草

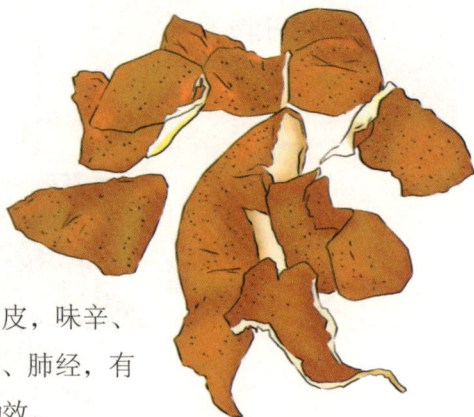

陈皮

为橘子的干燥成熟果皮，味辛、苦，性温，入脾、胃、肺经，有理气健脾，调中，燥湿，化痰等功效。

问 哪些情况需要用二陈丸调理？

答 准备吃补药：吃补药前如果你的舌苔是腻的，一定要先用二陈丸"开路"，清理一下"内环境"，这样吃进去的补药才能被身体吸收。

舌苔滑腻：舌苔腻预示着体内有痰湿，胃肠里面不干净，有这些"脏东西"留存在身体里，吃什么营养也吸收不了，这时候比较适合吃二陈丸。

失眠：二陈丸里没有安神、镇静的成分，但其中的陈皮是往上散气的，半夏是往下降气的，它们保证了上下气机的开合、交通，所以具有助眠的作用。

养阴清肺丸

清代《重楼玉钥》

使用历史：170 年

功能主治：养阳润燥，清肺利咽。用于咽喉干燥疼痛，干咳少痰，痰中带血

主要成分：地黄、玄参、麦冬、白芍、川贝母、牡丹皮、薄荷、甘草

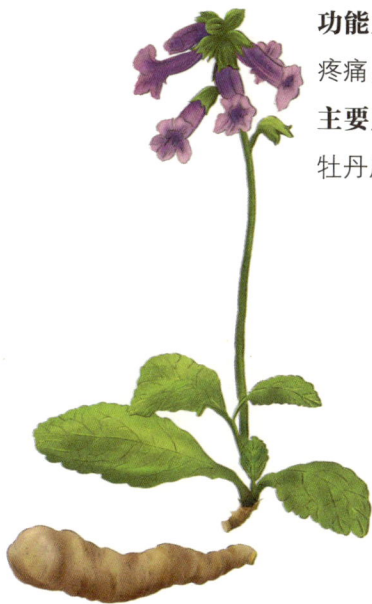

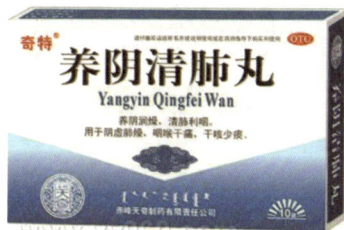

地黄 为玄参科植物地黄的干燥块根，味甘、苦，性寒，归心、肝、肾经，具有清热凉血、养阴生津的功效。

问 养阴清肺丸针对哪些症状最有效？

答 干咳无痰：不管是肺炎、气管炎、扁桃体炎、咽炎，只要有咳嗽，但是没痰，或者咳不出来，即便有痰也是很少的白痰，舌发干，这个时候就是感染了燥邪了，吃养阴清肺丸不会错。

皮肤干燥：春秋季节，皮肤容易干燥，除了喝水，运用中药来滋阴润燥也非常管用。"肺与皮毛相表里"，具备滋润作用的药物主要是入肺经的，肺部的状况可以在皮肤上直接反映出来，关照肺也就是关照了皮肤。

生脉饮

唐代《千金方》

使用历史：1300 年

功能主治：益气，养阳生津。用于气阴两亏，心悸气短，自汗

主要成分：五味子、人参、麦冬

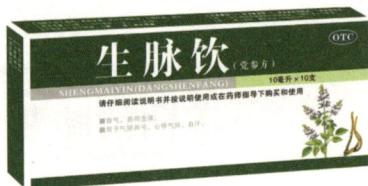

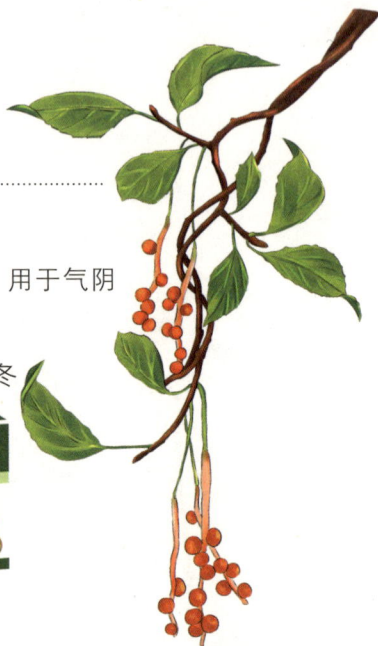

五味子

为木兰科植物五味子的干燥成熟果实，味酸、甘，性温，归肺、心、肾经，有益气生津、敛肺滋肾、安神等功效。

问 **什么时候用生脉饮最有效？**

答 **大汗淋漓，身体虚弱时**：大量出汗会带走血液里的电解质，电解质紊乱，首当其冲的是神经、肌肉不听使唤了，这时候出现的症状就是中医说的气虚。这时需要吃"生脉饮"把出汗造成损失的气补回来，否则人会就此虚下去。

炎热夏季的补药：炎热的夏季，气血很容易被耗散，而生脉饮是唯一一种可以，而且也应该是在夏天吃的补药。

药房里那些
有千年历史的好药

　　大家随手就可以在药店、药房买到的中成药，很多已经有了成百上千年的使用历史，是久经考验的经典名方，比如大家熟悉的六味地黄丸、生脉饮，迄今已经使用了一千余年，国人能繁衍生息到今天，某种程度上就是它们效验的佐证。遗憾的是，不是所有人都能正确地认识和使用这些传世国粹，这就使得我们与病愈、健康的目标多了失之交臂的可能。

　　一般来说，选中成药的依据有两个，首先是店员推荐。商家是要挣钱的，推荐的自然是价格贵的，但是很多药物之所以可以使用几百年甚至上千年，就是因为它的组方精练，方子一精练，价格就下来了，即便有厂家生产，店员推销起来也不起劲，比如能消肿利水甚至对皮肤有紧致作用、出自医圣张仲景之手、迄今使用将近两千年的五苓散；比如在吃补药之前常须服用的胃肠"清道夫"二陈丸，因为只有四五味药，所以价格非常便宜。

　　另一个重要的问题是，中医治病可以是不同的病状使用同一个方子、同一种药，还是这个五苓散，药品说明上治疗"小便不利"，但因为"小便不利"和"身体水肿"甚至"皮肤发胖"都可以缘于脾虚，如果仅仅看说明书，它可能只是一种普通的利尿药，但是如果你了解了中医医理，完全可以活用为女人阳气不足、气化不利时最好的"皮肤紧致剂"。

中医的五脏六腑和我们能看到、摸到的五脏六腑不是一回事，中医的心、肝、脾、肺、肾其实是一个个系统功能的组合，是没有实质器官相对应的，"肝郁"中的"肝"不是得了肝炎的肝，肾炎中的肾也不是中医"肾虚"所指的"肾"。但作为国粹，很多人对此并不了解，因此患肝炎去吃龙胆泻肝丸，患肾炎直接吃肾气丸的大有人在，无论是经典的中成药本身还是吃药的人，都是这种错误的受害者。

挑选中成药的第二个依据就是药名，但有的药名和药效是相反的，比如最常用的感冒清热冲剂，它更恰当的名称应该是"感冒驱寒冲剂"，因为这是一组温性药物，适合治疗的是因为着凉引起的感冒发热，而不是有内热或者感受风热的感冒，如果只凭药名，估计就要选错了。

为了避免凡此种种遗憾，也为了让大家了解普通的中成药很不普通的潜力，我写了这本书。

佟彤

目录

目录

目录

药房里买得到的传世名方

我们至今仍旧能在药店买到、在医院药房拿到的中成药，很多都有着经年累月的历史，最长的应该算"五苓散"了吧。它是汉代医圣张仲景的方子，至今已经用了1800多年。再没有什么比时间更能检验一个事物存在的合理性了，能历经近2000年仍旧使用，只能说这个药非常准确地抓住了中国人的体质特点，能解决国人身体中的很多问题。遗憾的是，那些和五苓散一样至今服务于我们的先人遗产，并没被我们正确而充分地利用，它们在很多时候被我们用反了、用歪了、用窄了，而其中的任何一种误用都足以影响经典药物发挥它们的经典效力。

第一章
经典老药的
三大不幸

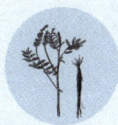

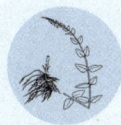

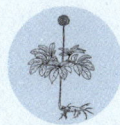

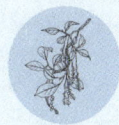

感冒清热冲剂、肾气丸
最易被用反的中成药

　　所谓用反了，就是说把寒性的药物用在了寒性病上，或者把热性的药物用在了热性病上，这样的后果肯定是雪上加霜，火上浇油。类似错误比如常用的感冒药——感冒清热冲剂，目前北方地区更多的是同仁堂生产的，绿色的包装袋，喝起来很苦的那一种。

　　这个方子里边是一组温性的、可以散寒的药物，针对的是因为着凉而发的感冒。这种感冒的主要症状是浑身发冷、没有汗，因为没有汗，所以病人会觉得周身酸疼紧绷，自己都感到如果能发点汗，就会轻松很多。这样的一组症状，中医讲是"风寒束表"，就是寒气把原本能保护身体、温暖身体的人体"卫外之气"束缚住了，人体失去了保护，自然觉得冷。所以这种药物吃下去是要发汗的，而且只有发汗，这个药物的效果才能发挥到最大化，也只有发汗，这种类型的感冒才会得以缓解。

　　从这个意义上说，这个药的名字应该叫"感冒驱寒冲剂"更恰当，因为它的效果是祛除外寒，而不是清理内热。所以，如果你的感冒是热性的，感冒发热的同时还有嗓子疼、嗓子红的特点，吃这个药就类似火上浇油了。一般情况下，嗓子的问题会在服药后的第二天加重，因为嗓子红、疼是热性感冒的标志性症状，这个时候吃起错了名字的感冒清热冲剂，就是把药吃反了，用热药治了热性病。

另一个最容易吃反的药物就是补肾药。

首先，现在人肾虚的肯定多，但是需要澄清的是，肾虚并非全是因为色欲过度导致的，这是一个被人们狭隘、曲解了的概念。

的确，中医认为"肾主生殖"，这个"肾"也不是西医认为的那个单纯负责泌尿的肾，而是兼顾了生殖、全身物质、能量代谢，各个器官功能发挥的一个系统的总称，除了和生殖有关，还关系到大脑。中医讲，"脑为髓之海，肾主骨生髓"，所以中医说的"肾"与大脑、与人类的思维关系密切，因此，造成肾虚的原因除了生殖、色欲之外，还有用脑过度，而后者是现在绝大多数人都在所难免的。

除了工作中思考问题，生活中人际关系的日趋复杂、信息的过度饱和，都使现代人不能控制地增加用脑的强度，只要是在都市中谋生，用脑过度几乎就是一种现代的生活方式。这也是现代人白发增加、白发出现的时间提前的原因之一。

中医有"肾，其华在发"的理论，肾气、肾精充足与否，是可以从头发的质地和颜色上看出来的。无论什么原因导致的肾精亏虚，可以是因为性欲过度，也可以是因为用脑过度，甚至可以因为一场大病，只要伤了肾气、肾精，都可以使人早生华发。

鉴于肾虚的普遍性，补肾药也成了常用药。但问题随之而来，因为任何一个器官都是分阴阳的，肾虚中有肾阴虚和肾阳虚之分，这两种虚的寒热性质是完全对立的，肾阴虚的人是因为阴液少、水分少，所以病情肯定是偏热的，吃药需要吃凉性的；肾阳虚的人是因为阳气少、热量不足，病情肯定是偏寒的，吃药需要吃温性的、热性的。

中成药中具备补肾作用的，无非是金匮肾气丸、六味地黄丸两个系列，从药名上难以看出寒热。所以，经常有人，无论是通过自我判断还是别人提示，在被"诊断"为肾虚之后，就开始不分寒热虚实地吃起补肾药来。要知道，"肾气丸"系列的药是热性的，甚至热性很大，如果你是一个肾阴虚的人，本身就处于缺水状态，"肾气丸"吃下去只能加快水液的耗竭，使虚热状态加重，出现烦躁、流鼻血、长口疮，甚至更严重的虚热状态。这也是为什么很多人会有"虚不受补"的经验，因为你补反了，不是补虚，而是"火上浇油"。相反，如果你是肾气虚、肾阳虚的病人，本身急需振奋阳气，这个时候却偏偏吃了"六味地黄丸"这个补肾阴系列的凉药，虚寒的症状无法改善不说，还会出现腹泻、怕冷、疲乏等症状，加重病情。

五苓散、二陈丸
最易被用窄的中成药

人们对中成药性质和使用方式的了解，一般都是通过药品说明书。作为一个没有医学知识的普通人，只能机械地按照药品说明书上说的症状和自己的症状作对照，对上了，就觉得该吃这个药。事实上，即便是症状相同，但引起症状的原因不同、病理不同，治疗起来也会大相径庭。这样照搬说明书上症状的做法，至少会造成对经典老药的片面、机械使用，把原本治疗范围很广的药物用窄了。

比如五苓散，按照说明书上说的，最重要的一条，也是大家最容易看懂的一条，就是治疗"小便不利"。小便不利什么时候多见？肯定是泌尿系统出问题了，轻的是泌尿系统感染，这个时候人的感觉是小便时涩痛，想尿但尿不出，或者是其实没有尿，但总觉得有尿意。如果看西医，肯定要用抗生素来消炎，配合中药的时候，包括西医大夫在内，很可能就开五苓散了。于是，五苓散这种药更多地被现代人当成了一种简单的利尿剂，这就明显地低估了经典的价值。

需要注意的是，说明书上还写着，五苓散用于"气化不利"引起的小便不利，"气化不利"是它所治疾病的根本。但"气化不利"的结果不一定都是小便不利，还有可能是小便失禁呢（在后边的内容中我会详细讲到），因为无论是小便排泄的问题，还是周身水液运行的问题，倚仗的都是人体的"气化功能"。"气化功能"是个中医概念，翻译成现在人能懂的话，基本上相当于人体代谢水液的能力。

我们看到很多女性，年过五十就开始发胖，人显得很臃肿，但不是真正的胖，她们自己也会说是"虚浮囊肿"，那就是水液代谢不利、运化功能不足导致的，该排出去的水液，蓄积停留在身体里，就形成了这种虚胖。因此，虽然五苓散的药品说明书中没有减肥这一项，但只要是运化能力不足导致的虚胖，用五苓散就会非常有效。只可惜，能将经典老药活用的人为数不多，这个被医圣推崇的好药，一直在我们的身边委屈着……

同样被用窄了、被委屈了的还有二陈丸。

如果看药品说明书，这个药物肯定被理解为仅仅是一种消食药。和那些做着铺天盖地广告的消食药相比，很多人觉得这个药物实在是太不新鲜了，里面的药物无非是陈皮、半夏，连大家普遍知道的山楂、鸡内金之类最常用的消食药物都没有，消食作用能比得上人家做广告的药吗？事实上，把二陈丸狭义地理解为消食药真是可惜了这个首创于宋代，有着800年历史的名方。

二陈丸的价值在于祛除身体内的痰湿。"痰湿"是中医特有的概念，其中包括了胃肠道不能消化的饮食积滞，更包括血液中积滞的各种毒素，总之都是应该排出但没有排出的代谢废物。前者可以通过消食来化解，但后者，比如过高的血脂、血糖、尿酸等，诸多最终会引起高血压、冠心病、糖尿病的东西，想化解掉仅仅靠消食药就不灵验了。二陈丸的祛痰湿作用恰恰可以作用于此，这使它足以成为我们身体的"清道夫""去污剂"。

中国人的生活彻底改善之后，"排毒"的概念就出现了，而且愈加深入人心。人们在减肥的同时，还觉得自己肚子里一定有脏东西，于是"缓泻药"换了各种名目不断地推陈出新，但几乎没人意识到这个流传至今，有着800年历史的二陈丸就是最好的"去污剂"，而这是很容易找到证据的。

如果你是个身体肥胖，腰围很粗的人，平时爱喝酒吃肉，可以肯定，你的舌苔经常会是厚腻的，看上去不干净，而舌苔就是胃肠消化状态、身体是否清爽干净的最直接的标志。这个时候，如果你吃几天二陈丸，你会发现舌苔干净了不少，那些和舌苔同在的，你已经习以为常的症状，比如嘴里有异味、大便不成形，甚至身体发沉等都会逐渐减轻。无他，因为二陈丸帮你排出了痰湿，而这却是任何一种"缓泻药"都不可能起到的效果。

龙胆泻肝丸、牛黄解毒丸
最易被用歪的中成药

　　提到被用歪了的中成药，我觉得最冤枉的莫过于两种，一种是龙胆泻肝丸，一种是牛黄解毒。两种都是中医里常用的去火药，之所以被用歪，可能都坏在它们的名字上，一个名字里有"泻肝"，一个名字里有"解毒"。"泻肝"和"解毒"都包含"去火"之意，而中国老百姓最能自己做主诊断、吃药的病症，就是"上火"。之前，我的那本《不上火的生活》之所以大卖，有那么多读者拥趸，就是因为几乎每个人都觉得自己有火，都觉得自己需要去火、解毒。

　　但事实并非如此。中医讲"气有余，便是火"。"气"是指器官脏腑的功能，只有当功能多余出来，无用武之地的时候，人才会"上火"，所以一般的"上火"会出现在突然地接受了一个新任务、一个新变化、一个新的刺激到来的时候，身体为了适应这种突然的改变而调遣出来更多的功能以应对。所以，"上火"会发生在突然出差、临时熬夜、短时间内赶出一篇文章的时候。如果你已经是个长年的夜班工作者，肯定不会再因为夜班"上火"了，因为你的身体适应了，不再为此调遣出多余的功能。

疾病也是如此，如果是急性期，比如突然发生的咽炎，一般多是因为"上火"，在西医是急性炎症，这个时候，无论是吃去火药还是消炎药都会管用。但是，如果你的咽炎已经变成慢性的了，继续指望消炎药、去火药肯定无济于事，因为中医有句话说"久病无火""久病必虚"，慢性的、长期的疾病不会再有火、有毒，往往已经处于虚损状态，即便有火，也是"虚火"。

和这些突发的问题相比，慢性的、长期的疾病也好，状态也罢，发生的概率还是很高的，甚至高于前者，但遗憾的是，国人太讨厌"毒"这个词了，也太喜欢"去火"了，于是很多本来已经"无火"，已经"必虚"的慢性问题都被误诊为"上火"。结果很简单，那些帮助误诊者达到"去火"目的的"去火"药也就被用歪，其中就包括龙胆泻肝丸和牛黄解毒丸。

这两种情况我都有生动的实例。

2000 年的时候，中日友好医院的一个专家，让我去他的病房看一个肾功能衰竭的老太太，病情严重，几乎到了需要换肾的地步。我去了才知道，这个原本肾脏没有任何毛病的老太太，始终觉得自己"肝火旺"，于是就自作主张地买了一箱龙胆泻肝丸，放在床下面，觉得口苦，觉得自己"上火"就吃一袋。直到她被发现有腹水，并为此到医院就诊时，都不知道自己的"肾衰"是因为吃错了、用歪了药！

我之所以说是吃错了，而不像这类事件出现之后很多媒体报道说龙胆泻肝丸有毒副作用，是因为这个药至今已经用了几百年，如果它的毒性那么明显，早就在漫长的历史中被淘汰了，它的毒性在今天才出现，说明问题肯定出在了今天的用药者身上！原因很简单，中医对像龙胆泻肝丸这样的"去火"药，有个"使用通则"："中病即止，不必尽剂"，意思就是，病好了就把药停了，一定不要把手里的药物都吃尽！

之所以如此强调，就是因为我前面说的，所谓"火"是多余出来的功能，我们"去火"的目的是使功能恢复到正常，不再处于亢奋状态。如果"去火"药用多了、用久了，就会伤害到已经复原的功能，使功能出现亏损。用中医的话说，就是"折伤阳气"，这个"肾衰"的老太太就是个典型的例子，也是经典好药被用歪了的例子。

牛黄解毒丸的"遭遇"也类似。一个40多岁的女性，因为习惯性便秘，居然吃了3年的牛黄解毒丸，直到因为全身黄疸、出现了肝坏死而去就医，才被一位有经验的中医专家找到了症结，同样是滥用"去火"药造成的恶果。还是那句话，牛黄解毒丸用了那么多年，用了那么多人，之所以在她身上出了问题，还是因为用错了、用歪了。

这样的例子很多，甚至每天都在发生，只是没有上述两个人这么极端，所以没被人重视。只有在这种极端的例子被曝光后，人们才意识到，能解毒的中药原来也有毒！其实，当你弄清了是非缘由，才会意识到龙胆泻肝丸、牛黄解毒丸这样的经典名方同样是悲剧中的受害者，它们被冤枉了！

中医有"人参杀人无过，大黄救人无功"一说，意思是补药吃错的时候，病人不会怪医生，他们仍旧会觉得给他们开补药的医生是体谅病人，甚至是医德高尚的好医生。但就算是用泻药治好了病，开泻药的医生也很难讨得好，他们显然比开补药的医生舍得对病人下手……可见，补养和补药被国人赋予多高的礼遇！特别是当养生成为时尚，保养成为话题的现在，补养药的使用更是日趋普遍，甚至有从医院、药店走向家庭、餐桌的趋势。但是，即便是一个身体有所亏空、有所虚损的病人，到底虚在何处、到底适合哪种补养药并非人所共知。对补药的种种误解，却足以贻误那些流传至今，拥有上千年历史的经典好药的药效。

第二章
八大补益珍藏

补中益气丸
无名低热时该用的补药

最早出处： 金代《脾胃论》

使用历史： 980年

主要成分： 黄芪、甘草、白术、人参、当归、升麻、柴胡、橘皮

整体药性： 温

功能主治： 补中益气，升阳举陷。用于脾胃虚弱，中气下陷所致的体倦乏力，食少腹胀，便溏久泻，肛门下坠

典型征象： 面黄肌瘦，手无缚鸡之力

　　补中益气丸是由"补中益气汤"衍生过来的丸剂，后者是金元时期的名医、中医脾胃论创始人——李东垣的代表方子。李东垣之所以特别重视脾胃，乃至创立"脾胃论"，因为他当时身处金元战乱时期。我们看过的很多史书或武侠片，都是记录那个时代的动荡。百姓生活不安稳，颠沛流离，大多数人饥饱无常、居无定所，每个人都感到危

机重重，这种背景之下，脾胃病就成了当时发病率最高的一种疾病。

中医讲，"火生土"，属于火的心，是属于土的脾胃的"母亲"，"母亲"生病了，一定会殃及"孩子"。动荡的年代中，人们的情绪肯定不稳定，就是中医里的"心"出了问题，因为中医的"心"和情绪有关。一个人心情好的时候，食欲、消化都会好，当一个人万念俱灰、哀莫大于心死的时候，他肯定是茶饭不思的。

"文弱书生"常备的药物

生活只要一动荡，身体中最先受影响的就是脾胃。脾胃就是西医讲的消化系统，它对情绪的反应比身体里的任何器官都敏感，因此，医学上甚至有"腹脑"的概念。这个理论提示着，人体的胃肠可以敏感到和大脑相比的程度！

美国哥伦比亚大学解剖学和细胞生物学教授迈克尔·格肖恩在他的论著《第二大脑》中提出：每个人都有第二个大脑，负责"消化"食物、信息、外界刺激、声音和颜色，这个腹脑就是位于胃肠壁的神经丛。

在一次手术中，中国的一位脑外科医生王锡宁发现，人体的脑组织外观上的皱褶，竟然与肠组织外观的皱褶惊人地相似……凡此种种都证实了消化系统，也就是中医说的脾胃是最容易受情绪、心理影响的。

比如我们已经坐在餐桌前了，突然听到一件悲伤的事情或紧张的消息，就算面前摆的是你最喜欢吃的菜，你也肯定胃口全无，这也是俗话说的"添堵"吧。试想一下，这只是一顿饭，如果好几年的时间，人始终处于这种紧张的、悲伤的、不安定的状态中，他的脾胃肯定要受到严重的伤害了。李东垣就目睹了当时的不安定生活对时人脾胃之气的影响，所以"补中益气汤"也就应运而生。

由此可见，适合吃补中益气丸的人，平时劳心劳神的比较多，长年的用脑影响了脾胃的功能，所以补中益气丸应该也是"文弱书生"常备的药物。

俗话说，"医如其人"。意思是医生看病开方的风格和医生的个性很相像。古籍上记载，李东垣为人周全，自律性强。有人不相信他的操守，一次请客时特意让妓女挑逗他，李哪受得了这个？把被妓女拽过的衣服扔掉之后愤然离席，恪守他的严谨气质。

他的方子也很像他本人，都开得稳健、周全、缜密，作为长期调养服用往往是安全的。如果要通过补中益气汤改善脾气虚的体质，要服用一两个月，因为脾气的伤害虚损也是"冰冻三尺"之寒，是漫长的动荡生活的恶果。

但是，如果仅仅按照补中益气丸药品说明书上的主治去使用，比如仅仅用这个药治疗胃下垂之类的因为消瘦导致的器官下垂，就损失了这个经典名方的珍贵价值。因为李东垣在《脾胃论》中，对这个方的注释是，"气高而喘，身热而烦，其脉洪大而头痛，或渴不止，其皮肤不任风寒而生寒热"，如果能理解这一点，很多难治病都可以用这个老药解决了。

不退的高热被补药治好了

"气高而喘，身热而烦，其脉洪大而头痛，或渴不止，其皮肤不任风寒而生寒热"，这就意味着，"补中益气丸"还能治疗发热、心烦、口渴。大家会觉得，发热、心烦哪是虚的症状，分明是"上火"时才有的呀！

我举个与此相关的病例：有个离休老干部病了，发高烧，体温达到40℃，十几天不退，各种高级的消炎药都吃了，犀角之类昂贵的中药吃了，作用最大的清热退烧药也吃了，效果最好的时候也只退下去一天，第二天肯定又得烧回来。最后只能请各方中西医会诊，其中有个老中医，他就观察病人的举动，发现病人很喜欢喝水，发热喝水很正常呀，但是，他每次喝的水都是直接从暖壶里倒出来，而且马上就喝下去。老中医一开始以为暖壶不保温呢，用手一摸，水是开的、烫手的，病人居然要喝烫手的开水？就这一点，再结合之前各种清热去火药都不能退热的教训，老中医判断，他的高热不是因为体内有热，而是虚火所致，而且已经虚到了极点。他给这个病人开的药把在场的人都吓了一跳：附子、干姜、肉桂。

这三味药的热性作用远大于补中益气丸，也是在病人元气衰微到已经非常危险的时候才用的药物，它们组成的方剂叫"四逆汤"。所谓"四逆"，是指病人的元气已经弱到了不能运抵手脚末端，导致四肢末端发凉的状态，中医称之为"四肢逆冷"。但就是这么一个热性极大的药物，却真的把一直不退的高热退下去了。至此，会诊的医生才意识到，病人久用清热药物不退的高热，内里其实是寒的，只是所有的医生都只看到了他发热这么一个征象，没有仔细观察。事实上，一个有内热的人，肯定本能上是要喝冰水解渴的，不可能咽下还烫手的开水，这也是中医"胃喜为补"的真实含义。

大家都知道"胃喜为补"的说法，很多人的解释是"馋什么就是体内缺什么"，绝对不是这个意思。问个女孩子，她可能永远想吃冰激凌，难道她的身体永远需要这种寒凉的东西？"胃喜为补"的真实含义是：身体会本能地选择它内里缺少的东西。关键是怎么理解这个"本能"，这个人去喝开水就是一种本能，至于喜欢吃冰激凌，那不是真正的饥饿的本能需求，仅仅是馋而已。喜欢喝开水这个细节已经暴露病人内寒严重的实质，有了这样的实质，才敢用附子、干姜、肉桂，也只有用了附子、干姜、肉桂，才能驱散蓄积已久的大寒，至于病人的高热，就是被这种大寒逼迫出来的虚热。

之所以说到"四逆汤"，是因为补中益气汤在李东垣手中的价值，也绝对不是常规的补脾胃之气，它还可以治疗类似上面那种发热的病症。

我有一个朋友，做网络的，很累、压力很大，人也很瘦弱，基本上符合补中益气丸主治的面黄肌瘦的特点。有一段时间她总是在下午发热，两三点钟就开始了，体温会在38℃上下，心里也觉得很烦，想喝水。一开始，她以为是办公楼的密闭环境引起的燥热，但是还不敢站在窗边，有点凉风就觉得发冷，本能上很怕风吹。很多女性都有这个现象，严重的可以几年内都持续低热，一开始还很紧张，担心是血液病之类的疾病，但到医院检查了各种指标都没发现问题，可是一到下午就开始发热、头痛，人也被烧得很疲惫。

和上面那个高热的离休干部的情况类似，都是因为脾虚、气虚导致了发热。你去问这样的人，如果哪天不忙，休息得好一点，体温可能就低一点，越累越容易发热，这更符合气虚的特点，就是李东垣所说的"身热而烦，其皮肤不任风寒而生寒热"。结果，她就是吃了半年的补中益气丸，无名的低热真的就消失了。

为什么想喝水？你细问的话他们想喝的一般也都是热水，因为脾气不能运化，不能把喝进去的水转为身体所用，所以往往是一边喝水，一边还继续渴，这就是脾气虚导致的"津不化气"，因为本质不是热，所以他们是不会想喝凉水的。

为什么发热？也是因为脾气虚，中气不足以达到体表，郁在里面出不去，所以就发热。他们的发热和感冒发热不一样，不是整天的，而是一阵阵的，有"烦劳则张"的特点。"张"就是浮越在外的意思，活动之后、疲劳之后气更虚了，固不住了，热就浮越在外了，发热就加重。李东垣对此的解释是："脾胃之气下流，使谷气不得升浮，是生长之令不行，则无阳以护其荣卫，不任风寒，乃生寒热，皆脾胃之气不足所致也。"

为什么头痛？这种头痛有个特点，一个是早上起来就痛，因为早上是阳气刚升的时候，头是"诸阳之会"呀，必须有阳气的供养才能耳聪目明、头脑清新。这种气虚的人，本身就虚的阳气在早上能供给头脑的就更少，所以往往是早上起来就开始头痛，特别是起得猛、起得快的人，会痛、会晕，等活动一会儿就减轻了，因为阳气逐渐强大了，头痛就会好一点。但是到了下午，活动多了，又耗气了，阳气供养再次不足，头痛的问题又出现了。

所以，李东垣创立补中益气汤的时候，是指望它能"甘温除热"的，就是通过补药来退无名的低热。这一点是李东垣，也是这个方子最有价值的一点。

　　所谓"甘温"药一般是指补药。"去火"药一般都是性质苦寒的，如黄连、黄芩、龙胆草，它们能去的热、能清的火一定是实火，这种实热引起的发热一般是我们常说的急性炎症，比如上呼吸道炎症，一边发热一边想喝冷水降火。如果把这种苦寒药无论是开给前面那个离休干部，还是开给网站的女白领，他们的发热问题都解决不了，甚至会越来越严重，因为苦寒的药会更加折伤本来就虚弱的脾气，他们适合用的就是补中益气丸这样性质甘温的补药。

　　这种查不出原因的低热之所以在很多人身上迁延多年，即便他们知道是功能问题，也找了中医调理，但也很难治愈，就是因为不是所有的中医都能体会到补中益气汤中深一层的原理，也就更不敢在发热的时候开补药。所以，辨别一个中医的水平，可以靠两张方子，一个是能不能用补中益气丸治疗发热，一个是能不能用"五苓散"治疗口渴，如果可以，就说明这个医生基本掌握了古典名方的真谛。

命中欠"土"的人会罹患重病

　　很多"面黄肌瘦""手无缚鸡之力"的人，即便饭量和正常人一样，甚至比正常人吃得还多，但还是壮实不起来，或者索性是吃得多拉得也多。因为脾虚，不能把吃进去的食物转化为营养被身体吸收，所以食物只是穿肠过罢了。

　　脾胃被中医认定是"后天之本"，这是仅次于和我们很难改变的"先天之本"的肾的位置。因为"脾气一虚，百病丛生"，脾气虚引起的问题绝对不局限在消化系统，不仅仅是不长肉的问题，还可以殃及全身，由消化问题累及生命问题。这不是危言耸听，否则中国人在造字的时候，不会将"土"字用在形容命运不济的"坎"字里，而"土"就是中医里的"脾"。"坎"是六十四卦之一，从"坎"字的结构上就可以看出寓意："坎"就是"欠土"，是土不足。因为土不足，地下的石头就要显出来，路就会变得不平，才多了被称为"坎坷"的"绊脚石"，人走在这样的路上，稍不留神就要摔跟头。

中医的"脾"和土相对应，所以中医又称"脾土"。身体上的坎坷，其实最大的可能就是脾胃气虚，"后天之本"不足，"绊脚石"因此就要露出来绊脚了，很多原本可以避免的疾病就会发生。

比如，一场流感传来，同居一室的人，有的人患病，有的人无恙。再比如，几个人得了同样的癌症，治疗方法也大同小异，但有的人复发，有的人就不复发；有的人复发得早，有的人复发得晚，为什么？我们很容易想到的就是自身抵抗力的问题，这个抵抗力就是中医的脾气。

中医的心、肝、脾、肺、肾五脏，分别是有"职称"的，心是"君主之官"，就是全身的统领，而脾，则是"谏议之官"，专门监视异己、外敌，并向统领汇报的，相当于"纪检委""审计署"。之所以有的人被流感传上了，有的人癌症复发了，就是因为他们的"审计署"失职了，也就是脾气虚了、欠土了，不能识别异己和外敌，所以就遇到了小到流感，大到癌症的"坎坷"。

韩国明星裴勇俊在 2009 年的时候，为了拍一本摄影集，亲自掌镜、捉刀，走遍韩国，终于推出了一本用他的背影做封面的旅游指南。等摄影集出版，他在发布会上公开露面时，所有人都吓了一跳：身高一米八的他体重只有 130 斤，居然暴瘦了 20 斤！

很快就传出了他病倒的消息：先是因为败血病昏倒在韩国，又因为低血压、低血糖，连在日本的访问也因病中止。回韩国恢复一个半月后，再次爽约某音乐会，原因是体弱的裴勇俊正是"甲型流感"的侵袭对象，他的主治医生嘱其深居简出。

裴勇俊算是韩国娱乐圈的奇迹了，成名后一帆风顺，唯独这次遇到了"坎"，这个"坎"就和他的暴瘦有关。因为脾主肌肉，肌肉的突然消瘦就是对脾气的打击，脾气会因为异常的消瘦而虚弱。我们听到过很多吃了减肥药之后先暴瘦，后暴亡的例子，年纪轻轻因为吃减肥药得了血液病或者癌症，大家都把责任推给了减肥药。其实，就算药物是假的、伪劣的，但癌症不会在吃药的两个月里突然出现呀，为什么会这样？就是因为始终潜伏在体内，被"审计署"监管的癌细胞，终于等到了脾气虚、"审计署"失职的时候，于是马上伺机作乱。癌症也好，感染没有控制好的败血症也好，正好趁虚形成，如果这个时候脾气还没有及时补上，人就真有可能迈不过这个"坎"了。此时，补中益气汤就有了用武之地，把脾气补足相当于我们常说的"从自己做起"。

脾气虚的人有两个特点，一种是从来胃口就不好，饭量也很小，稍微吃多点胃就难受，这是因为气虚，消化功能弱；一种是胃口很好，很能吃，但就是不长肉，这种人的苦恼不亚于减肥减不下的胖子，他们是因为吸收功能弱，不能把食物转化为己用。后面这种情况的治疗比前面的还困难，是一个漫长的改变体质的过程，要养成每天服用补中益气丸的习惯，可能肉没长上去，但你会发现抵抗力上去了，至少没以前那么容易生病了。

体弱的孩子吃"儿童版"补中益气丸

孩子的体形很有特点，特别是婴幼儿，一般都是肚子大，因为肚子那个位置是脾经巡行的地方。脾是主肌肉的，孩子的肚子之所以大，因为脾气还不强健，被脾所主的肌肉无力，不能约束腹腔中的内脏，所以肚子就是膨出的。

如果孩子的肚子出奇地大，周身却很瘦，这时候可能就有"疳积"了。"疳积"是中医的名词，"疳"有两个意思，一个是多食甘，也就是吃了过于甜腻、不好消化的东西；另一个意思是得了"疳积"之后，孩子变得很干、很瘦。总而言之都是消化不良导致营养不良，和脾气有直接关系。

生活水平低的时候，人们常常饥饱不均，对小儿喂哺不足，那时候的脾胃内亏而生的"疳积"，多由营养不良而引起。但现在，随着人们生活水平的提高，再出现的"疳积"不是因为缺营养，喂养不足，而是因为缺乏营养知识，喂养失衡，但由它带来的"疳积"并不比以前的轻。

有"疳积"的孩子，肚子会更显得大，和周身的消瘦状态形成反差，这就更说明是脾气虚。除了肚子大，孩子的面色也是发黄的，没有光泽，因为脾的病色是黄的，面黄肌瘦是脾气虚的最典型症状。

有个"儿童版"的补中益气丸，就是"启脾丸"，在治疗小儿疳积上功不可没。我有个同事，他的女儿不到三岁，总是感冒，吃得也少，大便总是稀的，很少有正常的时候。哪天突然胃口好了他们也不敢多喂，一多吃就有食积，大便马上变得很臭。那孩子就是明显的面黄肌瘦，头发也稀疏发黄，好像营养不良似的。我建议她吃启脾丸，结果吃了一个月后，孩子真从小黄脸变成小红脸了，吃得也多了。这个变化他们小区的人发现了，都过来问为什么，知道是吃了启脾丸之后全都去给孩子买，启脾丸成了小区的主打药了。

过去有句话是"有病没病至宝锭"，意思是孩子可以用"至宝锭"来日常保健。其实至宝锭远没有启脾丸安全，而且适合服用至宝锭的时候，往往是小问题已经有了燎原之势。至宝锭里除了有健脾的药，还有朱砂、琥珀、冰片之类清热安神的药，最适合治疗的是乳食停滞、感染风寒引起的发热流涕、咳嗽痰多、恶心呕吐、大便干燥，其中的那几味药不是和平时期能常吃的。

但是启脾丸就没这个问题，因为它重在补脾，对孩子来讲，之所以爱感冒、总生病是因为他们肺气虚。但肺气虚的根还在于脾气虚，所谓"培土生金"是中医的治法之一，说的就是通过补脾气而使肺气强健。

北京儿童医院经常收治频繁感冒的孩子，他们被称为"复感儿"，就是一年之中患三四次气管炎、肺炎的孩子，这种孩子必须通过补脾气来强肺气，减少感染的发生，启脾丸最合适了。这个药除了健脾，还有消食的作用，孩子在喂养的过程中，食积是很难避免的，要及时清除，否则就要化热，食积化热是孩子生病的主要原因。所以说，启脾丸是孩子的第一道、也是最常规的防线，起的是保养作用。到了该用至宝锭的时候，就到了疾病阶段，所以那句话应该换成"有病没病启脾丸"。

这个"儿童版"的补中益气丸，始见于宋代的《增补内经拾遗方论》，有着漫长的使用历史。是在最常用的补气药"四君子汤"的基础上，加了几味既是药物又是食物的药：山药、山楂、莲子肉、陈皮，所以这个药孩子们一般都喜欢吃，因为味道酸甜，不像其他的大丸药，而且消食健脾是日常的事，要经常服用，所以说，这个启脾丸是可以当零食吃的保健药。

·服用方法·

药店里能买的补中益气丸，现在主要是水丸，一般一次服用6克。如果是为了改善体质作保养用，可以每天早上起来空腹吃一次，晚上临睡时再吃一次，如果需要用它退低热，可以中午再增加一次。

有的人胃不好，吃硬东西不好消化，可以用开水冲泡水丸，等溶化后当汤药喝，可以减轻胃肠负担。如果舌苔很干净，可以在服用的时候加一点蜂蜜，增加滋补效果。

作用类似的中成药

❤ 四君子丸

这个药主治的症状和补中益气丸最接近，都是通过补中气来解决问题。但具体到气虚引起的症状，四君子丸主要改善的是有气无力的虚弱，而补中益气丸因为含有很多的甘温之品，所以还能祛除气虚引起的低烧。

一般情况下，气虚发热的还是少数，如果是，往往都是屡治无效的疑难病。相比来说，四君子丸和补中益气丸用在常规气虚上的机会更多，也可以互换，只要你是"手无缚鸡之力""面黄肌瘦"的体质，容易腹泻，容易消化不良，这个药就可以长期吃，以此培补后天之本。

香砂六君子丸

这个药在四君子丸的基础上增加了木香和砂仁，适应脾胃气虚表现在消化系统上的问题，比如腹泻，吃了东西之后胃里堵闷胀满。和补中益气丸相比，这个药治疗的气虚病人往往间杂了消化不良，所以不是一种单纯的补气药，它的目标还是通过补气助消化，把因为气虚导致的饮食积滞推出去，是气虚人专用的消食药。如果脾气不虚，仅仅因为贪吃而"吃饱了撑着"了，可以直接吃香砂枳术丸或加味保和丸，专门消食导滞。

参苓白术丸

很多脾气虚的人总问我，怎么才能胖起来，他们往往是消化功能很差，吃得不舒服就要泻肚，而且常年地大便不成形，且大便的质地很糟，中医形容是"完谷不化"，就是吃什么拉什么，整吃整拉。这种人想胖起来，想消化好，必须补足脾气，参苓白术丸就是首选。这个药里，除了人参和白术之外，都是可以补脾的食物，如山药、薏苡仁、莲子、扁豆，所以是一个非常温和的补脾药。很多原来有慢性肠炎，甚至慢性肾炎的人坚持每天吃这个药，养成习惯，结果真的把自己吃胖了，也吃壮了，慢性病也好了，因为脾气补上了。

补肺丸

这个药虽然叫补肺丸，但其中包括了党参、黄芪这两种补脾药，所以也是通过补脾而补肺。其中还有入肺经的桑白皮、紫菀、五味子，一般用在肺的问题比较明显的时候，如气短、咳嗽，而且咳嗽的声音很低弱，属于慢性的，痰少且咽干舌燥。

肺气虚的人除了比其他人更容易疲劳以外，说话时还有个特点，一种是说多了会咳嗽，一种是最后一个字咬不清楚，造成这两个现象的原因都是因为气虚、功能弱，支撑不到最后，没有气力支撑着他把最后的字说清楚了。

我见过一个病人，是慢性肝病，面色很黄，是那种没有光泽的萎黄，西医说是黄疸造成的，但是就算他的黄疸指标下来时，面色还是黄，为什么？因为他的黄是脾的颜色，是脾气虚的标志，只要脾虚不改变，黄疸都消除了也还是黄。

他有个症状，话说多了就要咳嗽，而且咳嗽的声音都不大，很短促，很多医生当慢性咽炎、气管炎治过，但都无效。后来他发现，只要吃上有黄芪的方子，咳嗽就好点，这就是典型的气虚咳嗽。说话是很耗气的，气虚的人说话之后气会更虚，气虚不能维持正常气息流通，就出现咳嗽了，所以这个病人一直吃的是以"补中益气汤"为基础的方子，其中的黄芪用到了100克。

❦ 玉屏风散

如果你在具备了面黄肌瘦、手无缚鸡之力症状的同时，还有个特别爱感冒的毛病，可以用一个比补中益气汤更有针对性的方子，叫玉屏风散。它是从补中益气丸精化而来的，就三味补脾的药：黄芪、白术、防风。

"补中益气丸"针对的是脾胃之气，也就是消化系统加免疫系统，而玉屏风散针对的是脾肺之气，也就是呼吸系统加免疫系统。如果在体弱的同时消化不好，适合吃补中益气丸，如果是体弱的同时总在呼吸系统上出问题，总是感冒，还特别爱出汗，就适合吃玉屏风散了，虽然最后的落点有差异，但都是以补脾作为根基的。

❦ 人参健脾丸

孩子脾气虚可以用启脾丸长期保养，成人的脾气虚可以长年用人参健脾丸保养。它的成分中，除了人参、白术、当归之外，基本上都是消食导滞的可以上餐桌的食物，比如山药、莲子、白扁豆、豆蔻、陈皮、青皮、六神曲、谷芽、山楂、芡实、薏苡仁，所以是种很温和的补脾药。那些很容易出现消化不良，同时长年食欲很差、体弱倦怠的人，适合长期服用，借此改变脾气虚的体质。

金匮肾气丸
不会反弹的减肥药

最早出处： 东汉《金匮要略》

使用历史： 1800年

主要成分： 地黄、山药、山茱萸（酒炙）、茯苓、牡丹皮、泽泻、
　　　　　　　桂枝、附子（炙）、牛膝（去头）、车前子（盐炙）

整体药性： 热

功能主治： 温补肾阳，化气行水。用于肾虚水肿，腰膝酸软，
　　　　　　　小便不利，畏寒肢冷

典型征象： 肥胖，怕冷，夜尿多

　　金匮肾气丸经常被人滥用，首先是因为"肾阳虚"这个词被用滥了，因为人们将中医的"肾虚"和性功能障碍画了等号，只要觉得性功能上力不从心，就开始求助于"肾气丸"。事实上，"肾气丸"真正适合治疗的是因为衰老导致的各种问题，包括代谢减缓的一组症状。

你看那些冬天坐在墙边晒太阳的老人，他们怕冷、行动迟缓、体态臃肿，一趟一趟地上厕所，鼻涕、哈喇子总也擦不完……这就是典型的"肾阳虚"。作为补肾阳的一个基本方，"肾气丸"最适合治疗这种症状。而真的因为"肾阳虚"影响了男性性功能，这个药又显得力量不足了。更重要的是，并非所有的性功能问题都是因为"肾虚"。只有把这个概念搞清楚，才能用对这个经典老药。

性功能障碍不等于肾阳虚

人们一看到"肾气虚"，首先想到的是男人的性功能问题，好像补肾就等同于壮阳了。其实，这是狭隘地曲解了中医的"肾"的含义。中医的"肾"除了包括生殖功能，更重要的是人体的能量库，能量的源泉、生命的根源。

年轻时的身体，就像一口冒着热气的锅，腾腾的热气维持着人体的新陈代谢，气血就在这个温暖的热循环中畅通地运行，是什么使人体保持腾腾热气呢？就是锅下面的灶火，这个灶火就是身体的能量来源，就是中医所说的"肾"，有了充盛的肾气、肾阳，才能保证人体的生机。

什么时候灶火小了，热气也就少了，代谢也就慢了。水因为蒸发不出去于是停留在体内，这个时候人就会表现出怕冷、小便多、痰多，甚至口水也多，身体变得臃肿、肥胖，这都是灶火不足，也就是肾阳不足的结果。

通常，这种情况会随年龄的增加而加重，这是正常的衰老。所以老人到晚年都会出现肾阳虚，这很正常，一个燃烧了六七十年的灶火是会逐渐减小乃至熄灭的。中国有句话叫"人死如灯灭"，这句话很适合形容人体。人的肾气、肾阳就是这个灯，灯亮的时候，人才有活力。

但是，如果这种情况出现在四五十岁，就是未老先衰了，就需要治疗，形象一点说，这个治疗就是助燃釜底之薪，也就是补肾阳。所谓补肾阳，其实是助燃生命之火，生命之火旺盛了，新陈代谢才得以保持在年轻状态，包括生殖功能减退在内的很多问题也都迎刃而解。张仲景的金匮肾气丸就是用来作这个用的。

之所以不能把性功能和肾阳虚画等号，是因为现在很多性功能障碍的人根本没有肾阳虚的问题，特别是年轻人。真正因为未老先衰而雄风不振的人很少，相反，倒是肾阴虚，肝气郁导致的性功能障碍更多见一点。前者虽然也是肾虚，但是是"肾阴虚"，和"肾阳虚"正好相反，这一点一定要分清楚。

肾阳是功能，肾阴就是血、精、津之类有形的物质基础，阳是以阴为基础的。具体来说，肾阳是要储藏在肾阴里的，当肾阴或者是因为疾病，或者因为过劳被消耗了的时候，肾阳就无处寄藏而变得亢奋，显示出了一种虚性的繁荣，在中医里就叫"相火妄动"。它的典型表现不是性功能障碍，相反地却可以是性功能的亢奋，异常的强盛，但这不是好现象。此时，这个人显得很瘦，而且是干瘦干瘦的感觉，舌头很红，手脚心都是热的，晚上失眠，或者是即便睡了也会盗汗。这个时候就要赶快补肾了，而且不是补肾阳，而是补肾阴，把缺乏的肾阴补上去以便于和高出了的那块肾阳达到平衡，这样才能抑制住妄动的虚火，否则很快人就要从亢奋转为衰败，变成真的性功能障碍，彻底被这种虚火耗竭了。

如果一看得了性功能问题就去补阳、壮阳，只会加快肾阴的耗竭，那就不是治病，而是添病，是助纣为虐了。如果一个肾阴虚的人，为提高性功能错误地用了壮阳药，不仅不会有效，而且还会加重阴虚，等于火上浇油。

还有一部分人的性功能障碍是因为肝气郁结，中医讲的肝气郁结，和人的心理、精神压力有直接关系，这一点过去在女人很常见，因为女性比较敏感，小心眼的多。现在时代变了，男性也早不是凭力气谋生，男人也是用脑多于劳力，社会生活的复杂要求无论男女都得有足够的情商去应对，男人也变得敏感细致。这就使他们和女人一样，精神压力大、情绪不畅等症状增加了肝气郁结的机会，这就会直接表现在性功能上。

这一点在《素问》中就已经写了，"思想无穷，所愿不得，意淫于外，入房太甚，宗筋弛缓……筋萎者，生于肝"，意思就是一个心思很重的男人的性功能问题，多是起因于肝气郁结。

从20世纪80年代开始，医学杂志上，不是用壮阳药而是用疏肝药治疗男性性功能障碍的文章的数量，已经排在此类论文的第二位。可见，在现代的临床中，因为肝气郁结导致的性功能问题确实远多于肾阳虚。也就是说，适合用金匮肾气丸治疗性功能障碍的为数不多，而性功能障碍也远不是这一名方的主要适应证，它其实更适合治疗的是一组未老先衰的症状，而且不论男女，女性阳虚时同样需要肾气丸来补益。只是很多早就有了症状的人，未必知道自己已是未老先衰了。

十个胖子九个肾虚

很多广告说，"人老腿先老""人老胃肠先老"，其实，最先出现的老的标志是胖，所谓"发福"都是上了年龄之后的事，这一点，从肾阳的问题上是解释得通的。

中医典籍对发胖的论述有几个是很有代表性的，很能纠正现代人对发胖的理解误区。第一个是李东垣的《脾胃论》："脾胃俱盛，则能食而胖，脾胃俱虚，则不能食而瘦或少食而肥。"他的意思是，脾胃都强健的人，能吃而且肌肉丰满有力；脾胃都虚的人，或者因为食欲很差而变得很瘦，或者是虽然食欲差，吃得很少，但仍旧很胖，这个胖就是现在很多人发胖的机制，特别是节食之后仍旧减肥无效，喝水都长肉的那种。其实，他们此时长的不是肉，而是脾胃气虚之后，不能代谢出去而沉积在体内的废物，他们的胖其实是臃滞。对付这样的胖自然不能靠腹泻，因为腹泻只能解决肠道的一次积滞，包括节食，一般也是在节食的时候瘦，一旦放开了吃，又是肥胖依旧，这就是减肥者最担心的"反弹"。

其实"反弹"就是医学治疗时的反复，之所以反复，还是因为没治疗彻底、没去根，减肥反弹也同样是没解决引起肥胖的根本问题。具体说到脾气虚、脾阳虚引起的肥胖，要靠补脾气，通过代谢功能的提高，把废物排出去，把脂肪消耗下去，而且使体内保证应有的火力，不再给废物有滞留的可能。这种因为脾阳虚导致的胖子也怕冷，但主要是肚子怕冷，不能吃冷东西，吃了就要腹泻、腹痛，这种胖子可以通过服用"附子理中丸"减少体脂，也捎带着把中焦虚寒的问题解决了。

还有一个对减肥很有借鉴的是《内经》，《内经》里写道："今五脏皆衰，筋骨解堕，天癸尽矣，故发鬓白，身体重，行步不正，而无子耳。"

这个"身体重"就是发胖臃肿的意思，之所以身体重，是因为天癸绝了，肾气衰败了，同样是不能把废物代谢出去。和李东垣说的脾胃气虚的性质一样，都是因为虚而发胖，一个是脾胃气虚，一个是肾阳虚。

前面说了，中医的肾是生命的根源，也是各个器官脏腑的"靠山"，任何脏腑如果病情严重，是肯定要累积到肾的。比如脾胃虚到严重的时候可以导致肾气虚，肺虚到极致的时候也可以导致肾气虚，反过来也一样，如果肾气虚了，是很难保证肺、脾、胃之气。

具体到发胖，经常是脾胃气虚和肾气虚的问题都存在，特别是吃得很少但还是发胖。而且白胖白胖的人，比其他人都怕冷，怕冷的程度与实际年龄不相当，这时候，肾虚的成分更重。

他们发胖的病理机制和"婴儿肥"一样，婴儿胖是因为他们的肾阳还很稚嫩。中医说的肾阳，要到了七岁时才开始萌芽，那时候孩子才真正摆脱了"婴儿肥"，因为到那个时候，可以为全身提供火力的灶火才开始起作用，可以燃烧脂肪了。"人过四十，阳气自半"，是说人过了40岁之后，肾阳开始虚弱，燃烧了40年的釜底之薪开始火力不足了，臃肿、发福就是火力不能将脂肪消耗出去的证据。虽然婴儿时是肾阳还没萌芽，釜底之薪还没开始燃烧，中年是釜底之薪弱了，但机制都是肾阳不足，这就是十个胖子九个虚的原理。只有通过补肾壮阳，脂肪被消耗，人才能变瘦，变结实、紧致。

现在有很多化妆品，打的是使"皮肤紧致"的口号，特别是对女性，这很符合消费者的心理。因为女人一过了四十岁，即便皮肤保养得没有皱纹，但仍旧不能改变面部线条模糊，面容不再紧致的问题，不紧致的原因就是因为有代谢废物没及时排出去，停留在体内了。

我在第三章中会讲到用五苓散治疗女人的臃肿、面部不紧致，也是借助五苓散中桂枝的温阳力量，在利水的同时蒸化水液。但是，五苓散中毕竟只有桂枝一种温阳的药。如果一个女人除了臃肿、面部线条的变形，还有明显的未老先衰，像老人一样行动迟缓、反应慢、怕冷、小便总是很多，她的虚寒、阳虚程度就高，仅仅靠五苓散的力量就不够了，可以与肾气丸配合吃，增加温阳的力量，这种治疗等同于将人体的釜底之薪补足，使其旺盛。一个代谢能力强的人，身体就是年轻的，他体内旺盛的火力不会容留脂肪的，所以也就不发胖，这才是中医减肥的真谛。

起夜多了，鼻涕、哈喇子多了，说明你老了

《金匮要略》里有多处"肾气丸主之"的文字，这些都是肾气丸可以治疗的问题："虚劳，腰痛，少腹拘急，小便不利者，肾气丸主之"——涉及泌尿系统；"男子消渴，小便反多，以饮一斗，小便一斗，肾气丸主之"——涉及泌尿系统和内分泌系统；"夫短气有微饮，

当从小便去之，苓桂术甘汤主之，肾气丸亦主之"——涉及呼吸系统和循环系统。

先说腰疼，小便不利。这个"小便不利"不是急性尿路感染导致的小便赤痛，尿不出来，而是小便质地清而且量多，是小便不正常，这个时候同时出现的腰疼往往是肾虚导致的。

中医讲，"腰为肾之府"，肾虚首先会引起腰疼。除了人们总是忘不了的性欲过度导致的肾虚腰疼外，有的人在短时间内突击用脑，比如写文章或者构思文案、熬夜写东西，等早上站起来时就会觉得腰疼。但要注意，这通常不是"腰椎间盘突出"的问题，特别是当这种腰疼和姿势无关，位置不固定，疼起来发虚、发空，喜欢用手摁着，用温热的东西熨着的时候，这种腰疼就可能是肾虚，是突击用脑导致的肾虚腰疼。

中医讲，"脑为髓海""肾生髓"。这样一来，中医说的"肾"就和用脑有了直接关系，和性欲过度引起的肾虚相比，用脑过度的情况更为普遍。

我们都知道伍子胥一夜白头的故事，虽然其中有文学夸张的成分在，但也合乎医理。因为那一夜生死攸关，伍子胥必须想出逃脱的办法，否则就性命难保了。这一夜他肯定是失眠的，而且必须绞尽脑汁地冥思苦想，用脑程度可想而知。而"肾，其华在发"，肾虚的时候头发是要变白的，伍子胥一夜白头很显然就是用脑过度伤肾的证据，除了白头，他应该还有腰疼的问题。

和肾虚腰疼、腰酸一起出现的一般还有小便清长，以前可以安睡一夜的，现在起夜的次数多了，而且每次解手都"不虚此行"，这就意味着你老了，至少是肾阳虚了。因为肾阳是人身的釜底之薪，肾阳虚就是火力不足，蒸化水液的能力不足，代谢不出去的水液只能以尿的形式排出去，所以才会夜尿多，而且尿的质地清，因为人体失去了浓缩水液的火力。

很多老年人，夜里睡不好，一是频繁起夜，一是口渴，要不断地起来饮水，就像张仲景写的"饮一斗，小便一斗"，这种情况在糖尿病人中很常见，喝得多、尿得多。但是，也有很多老人不是糖尿病，却也有同样的毛病，床边要放个暖壶为了夜里喝水方便。你细问，他们虽然口渴但肯定要喝热水，这就更说明他们是肾阳虚，喝进去的水不能被"灶火"蒸化为气去润华上焦，所以怎么喝也不解渴，而且这种渴不是因为体内有热而缺水，相反的是热力不足，虽然不缺水，但不能利用水，所以总是要喝热水，这也是本能地对肾阳虚的一种补助。

小便多的同时又口渴，也可以用五苓散治疗，五苓散和肾气丸的治疗方向是一致的，但有细节的不同。

如果这个人在口渴的同时，胃里因为饮水多又消化不下去而总是觉得汪在那儿，自己都感到有水声，这时候应该用五苓散，因为其中有茯苓、猪苓、泽泻之类的利水药物，可以尽快地帮身体排出多余的不能利用的水。但是，毕竟五苓散中的温阳药只有桂枝一味，所以它的补肾阳作用肯定不及肾气丸。当胃中没有水液滞留，喝进去的水好像连胃里都停留不住，直接变成小便排出时，这种人的阳虚要比五苓散的阳虚程度重了，这个时候就该用肾气丸。

有的老年人，即便是不感冒，也是鼻涕、哈喇子很多，早上起来要咳出很多痰，而且痰湿清稀，人因此显得很邋遢。这种情况会随年龄增大而加重，这同样是肾阳不足难以蒸化水液的结果，和尿多一样，都是体液增加了。这种状态，会在服用肾气丸治疗其他问题时无意中得到改善。

有毒的硫黄能起死回生

张仲景在说到"肾气丸主之"时还有一句"短气，有微饮"。之所以会短气，还是因为肾虚不纳气。我前面说过，中医说的"肾"是生命之根，也就是所有器官脏腑的"靠山"，任何一个器官脏腑功能衰败到一定程度，都会影响到肾，影响到它的"靠山"。比如肺，咳嗽、喘到后期会发展成"肺心病"，西医讲是"肺心功能衰竭"。这个时候，病人会表现出喘，而且喘得很吃力，呼吸的时候吸进去的少，没力气深吸气，同时还不能平卧，一平卧就喘不上气来。这在西医看来是典型的"心衰症状"，"微饮"就是心衰时出现的"肺水肿"，肺细胞因为缺氧而肿大。在中医看，就是由肺病累及肾了，肾虚了，不能纳气了，所以才会气短、躺不下，这种时候如果用中药，肯定要用到补肾阳的药，而且剂量可以很大。

宋代有个方子叫"黑锡丹"，一直沿用到现在。药店里就有这个中成药，就是用来治疗肾虚到不能纳气的急性发作，一般是哮喘、肺心病、心肺功能衰竭之类的病情危重的人，在西医要用强心药急救的。

这个黑锡丹里居然用到了有毒的硫黄！硫黄是中药里入肾经的大热药物，号称"火中之精"，过去水平高的名医用纯净的、特殊炮制过的硫黄可以使体内大寒、阳气衰竭的人起死回生。

《阅微草堂笔记》记录说，花匠为了让花在冬季绽放，卖个好价钱，会在花下面埋上硫黄，花就可以冒着严寒被催开了。用硫黄就是用其热性助燃植物的釜底之薪，因为它是一个作用强大的补肾阳药，用于急救也是靠其火性保住人的生命之根。

现代人如果出现了这种情况早就求助于西药强心剂了，硫黄也失去了用武之地，但它却提示了肾气丸的治疗方向：那些没有虚寒到需要用硫黄程度的人，如果出现了"短气，有微饮"，或者就是老年慢性支气管炎，有慢性的肺心病，到了冬天就严重，一场感冒就要加重一次，平时可以用肾气丸作为基础方来治疗，甚至可以从夏天的时候就吃。所谓"春夏养阳""冬病夏治"，让肾气丸的热性与夏天旺盛的阳气一起，为阳气减弱的秋冬做好铺垫，使人的底气足起来，好像一个身体好的人，走路的时候足底是有根的。肾不虚了，就是生命有了根，才能有力气喘气。

·服用方法·

现在卖的金匮肾气丸都是蜜丸。中医讲，"丸者缓也"，意思是说药丸的作用比汤药的要缓慢，要作用持久。如果是需要长期吃的，最好是丸剂，包括医生开给你的药方也可以在药店里制成丸剂，既便于携带，也适合作用的缓慢发挥。对于性质偏热的药物，金匮肾气丸也是蜜丸更适合，其中所含的蜂蜜可以缓和一下其温热之性。

吃肾气丸的时候也可能会出现短时的上火、口干、口疮，但如果虚寒症状没完全解决还需要坚持服用。可以用苦丁茶1根，或者莲子心十几枚，或者是黄连1克泡水，用这个水送服，可以缓解一下其热性以便坚持服用，用凉的蜂蜜水送服也可以，因为蜂蜜有清热滋阴的效果。

作用类似的中成药

五子衍宗丸

这个药用了五种植物的子：枸杞子、菟丝子、覆盆子、五味子、车前子。中国人传统意识中有"吃什么补什么"的观念，种子也因此用在不孕不育上。但这并不完全是一种哲学概念，种子是植物中能量最集中的部位，因为它以后要孕育出一个生命，所以也是火力最旺的，用它治疗的不孕不育一般也是因为肾阳虚，借助种子的能量温补肾阳。既然是肾阳虚，就不光是生殖出问题，还会出现包括肾气虚的一系列症状，比如遗尿、尿崩、遗精，甚至白带多。五子衍宗丸就是针对肾阳虚引起的这组症状的，但它的温热之性远不及肾气丸，如果除了上述症状外还有明显的阳虚，是要和肾气丸配合使用的。

❤ 右归丸

右归丸是在肾气丸的基础上又增加了热性更高的药物，比如鹿角胶、杜仲、肉桂、附子，同时还兼顾了补肾精的菟丝子和当归之类。因此它的功效不仅兼顾了肾阴和肾阳，而且补益的力度加大。一般是老年人，或者是久病消耗得气衰神疲、畏寒肢冷、腰膝软弱、阳痿遗精、大便不实、小便自遗、舌质很淡，虚损之象非常明显、严重时才用。需要注意的是，这个药是纯补无泻的，如果在虚损的同时还兼有痰湿，比如舌苔很腻，就要慎用。或者先用二陈丸、平胃散之类可以给胃肠"去污"的药物"开开路"，服用几天后，等舌苔不那么腻了再开始吃右归丸。

人参归脾丸
"慈母综合征"的首选

最早出处： 宋代《济生方》

使用时间： 750年

主要成分： 人参、白术（麸炒）、茯苓、炙黄芪、当归、龙眼肉、
酸枣仁（炒）、远志（去心甘草炙）、木香、炙甘草

整体药性： 温

功能主治： 益气补血，健脾养心。用于气血不足引起的心悸，
失眠，食少乏力，面色萎黄，月经量少、色淡

典型征象： 面黄肌瘦，失眠健忘

中医方剂中，一切补气的方子都源于四君子汤，一切补血的方子都源于四物汤，气血双补就首推八珍汤和归脾汤了。归脾汤是宋代医家严用和创立的，药物有益气补血、健脾养心的作用，而且用药不峻猛，柔中有刚，兼顾得很全面。

以前有人把加味逍遥丸比喻为"怨妇综合征"治疗用药。那么，归脾丸就可以用作"慈母综合征"的治疗用药，也就是说，归脾丸是开给一个像母亲一样操心、劳累的人的。因为操心劳累耗伤了气血，其中的药物侧重在补血。而最早记载这个方子的严用和，将它归结在"惊悸怔忡健忘门"中，也就是说，血虚是可以引起健忘失眠的，而一个劳神操心的人确实会把自己的肝血、心血耗虚。

归脾丸可以把黄瘦子吃成白胖子

很多瘦子想增肥，但难度不亚于胖子减肥，他们的瘦是因为脾胃出了问题，要么不能多吃，要么吃了也白吃，消化吸收不了。中医讲，脾为"后天之本"，很多后天因素决定了脾胃的强弱，一种是生病，伤了元气；一种是平时吃东西不注意，愣把胃给吃坏了，比如冷的热的乱吃，不按吃饭的时间吃；还有一种就是因为忧思。

大家都有经验，即便是对着一桌美味的盛宴，可突然来个噩耗，那再好的食物也没了胃口；再比如孩子复习考试，用脑过度，很少有胃口特好的。消化系统，也就是中医的"脾胃"是和用脑、用心关系最密切的器官，用脑过度、操心太多可以直接伤脾，这就是中医讲的忧思伤脾的含义。

这个药应该是"脑力劳动者专用药"，因为动脑子的人肯定也要动心，他们的感情比其他人细腻，更容易产生忧思，所以是脾虚的高发人群，经常会面色萎黄、失眠，年纪轻轻就开始健忘了。对这种人来说，人参归脾丸是应该常备的，工作忙的时候一定别忘吃几丸，别蓄积到心血亏耗的极致，那样治疗恢复就困难了。

为什么脾胃受伤了会影响到睡眠？

中医讲，"阳入于阴则寐，阴出于阳则寤"。寐就是入睡的意思，人入睡的时候是要阳气藏到阴血之中的，也就是心气、心神要回归到心血之中，好像"游子"，白天在外边折腾一天，到了晚上是要回家的。"游子"是心神，"家"就是心血。如果心血少了，甚至枯竭了，这个"家"就没了，"游子"就无家可归，真的成了到处流浪的"游魂"，心神没处寄居，结果自然是失眠。

而且这种心神无所寄居的人，还特别胆小，一点声响可能就会吓一大跳，之后好长时间心都放不下来，总是一惊一乍的。这也是因为他的心神没有心血的收养、保护，始终颠沛流离在外，所以才比正常人更容易受惊。心血为什么会虚呢？就是因为脾气先虚了。

中医对血的描述是，"中焦取汁化气，变化为赤，是为血"，可见血是通过脾气对食物的吸收转化而来的，这在西医里也一样，只有保证了营养，才能不贫血。但是中医的血比西医的血的概念又宽一点，中医的血里面包含了气，或者说，中医的血是不能离开气的。

我多次说过，中医的"气"就是功能、能量，没有功能、能量助推的血是死血。所以很多女孩子去体检，没发现贫血，但总觉得头昏疲劳、脸色发黄，月经来的时候颜色很淡，拖拖拉拉地超过七天，一看中医就诊断是"血虚"。也就是说，她们一个都没少的血细胞并不是一个顶一个地能干，很多细胞虽然完好，但没本事干活，所以她们就会顶着正常的指标但仍旧是虚。

由此可见，中医的血是要依靠脾气才能行使功能的，所以中医补血的时候很少只开补血药，一般都要同时补脾气，就是要赋予血细胞干活的能力。比如归脾丸里就有黄芪和人参，就是使血不虚的同时，让血充满活力。

归脾丸也可以叫作"补心丸"，因为通过归脾达到了补心血的目地。心血足了，睡眠就好了；脾气足了，就有可能上养清空，大脑的供血就充足了，健忘就会好转；脾气不虚了，原来不好的胃口会被打开，过去吸收不了的营养现在可以被吸收，一个能吃能睡的人，还愁不长肉？

如果你是一个抱怨消瘦的人，而且在消瘦的同时并没被夸苗条，相反倒给人憔悴的感觉，像个黄脸婆，那一定是皮肤缺乏光泽，身材失于丰满。这个时候人参归脾丸其实是个从根本上帮你美容丰腴起来的药物，甚至是保健食物，可以长期吃。这是因为脾虚的纠正乃至心血的补足不是短期内能见效的，要有一到两个月的过程才能使疗效巩固。

另外，归脾丸的组成很周到，其中除了直接补血的龙眼肉、当归，还有能补气，使血细胞增长的黄芪、人参，不是简单的"授人鱼"，而是"授人渔"。就是教给一个想吃鱼的人捕鱼的本事，以后想吃的时候自己去捕，而不是每次吃都要借助外力，向别人要。所以是个从根本上改变血虚的方子，既然是从根本上改变，就要给它作用的时间，"授人渔"肯定比"授人鱼"要起效慢一点。

严用和在创立这个方子时，考虑到了味甘的补血药性质会滋腻，会影响胃口，使刚强壮起来的脾气再受影响，所以加了性质偏温、偏燥的木香，避免单纯吃补药带来的胃口变差或者上火等问题。

《黄帝内经》说：人是一种适合黄色的虫子

很多学中医的人都拿《黄帝内经》当教材，其实，《黄帝内经》不是单纯的中医教材，其中具体的诊疗技法是有限的，却涉及了中国文化的诸多领域，类似于中医里的"宪法"。比如《黄帝内经》就将虫分为五类：毛虫、羽虫、倮虫、介虫、鳞虫，分别属于木、火、土、金、水。

人是倮虫，倮虫属土，作为一个属土的生物，无论是什么样的治疗，都应该从土着手，比如从土中求金、求水、求火、求木。土是其他4种元素的基础，也是因为这个原因，属于土的脾胃才被授予了"后天之本"这么高的"称号"；也是因为这个原因，金元时期的名医李东垣，才编写了《脾胃论》，从脾胃里找众多疾病的原因；也是因为这个，张仲景的《伤寒论》虽然不是以脾胃为主导的，但他的《伤寒论》中有112个方子，用药不过百味，常用的更是只有几十种，但甘草一味却在70个方子中都用到了，是使用频率最高的一味。

很多人以为用甘草只是调和药性，其实，甘草的更大价值是补脾。因为甘草是黄色的、味甘，黄颜色和甜味都是入脾经的，每个方子都用了入脾经的甘草，就是为了保护脾胃，可见名医们对脾胃之重视。

《黄帝内经》对食物的评价是把粮食排在第一的，所谓"五谷为养"。而五谷中，小米是黄色的，所以是入脾经的，脾胃不好的人，应该长期吃小米。煮小米粥时，待到粥熟后稍稍冷却沉淀，可以看到粥的最上层浮有一层细腻的黏稠物，其具有保护胃黏膜、补益脾胃的功效，最适合慢性胃炎、胃溃疡病人食用。

大米是白色的，入肺经，南方人的皮肤比北方人好，除了气候关系外，他们长年吃大米也是原因之一，因为"肺与皮毛相表里"，入肺经的大米同样养护了皮肤。大米是长在水里的，因此比小麦性质寒一点，很多胃不好的人，一吃米饭就胃疼，总觉得是米饭不够烂，其实还是因为水稻的性质决定的。

豆子的形状和肾相近，特别是黑豆，颜色黑，入肾经。肾虚所致的腰痛、耳鸣者，有个经常被推荐的食疗方：黑豆 50 克、狗肉 500克，一起煮烂，加入各种调味品后食用。

前面说了脾胃虚寒的人不适合吃大米，但他们适合吃小麦，因为小麦没有水稻的凉性。北方的冬小麦一般是每年九十月份种，第二年五月小满节气的时候收，这个时候阳气最重，所以小麦本身是温性的。有的人消化功能很弱，在西医是慢性胃炎或者胃溃疡，吃点凉的就胃疼，硬东西也消化不了，这个时候医生会建议他们吃中成药如"加味保和丸"之类的，补气的同时助消化。其实，这个时候可以把烤馒头片当成一种偏方，当作零食经常吃，因为小麦是温性的，烤过之后性质更温了，正好纠正了脾胃的虚寒，很多胃溃疡病人吃一两年烤馒头片就把胃溃疡吃好了，是有道理的。

病人能吃，治愈希望就大

美国有医学专家对 80 岁以上死亡的老人做遗体解剖时发现，1/4的人体内是有肿瘤的，但他们并没有死于癌症，而是死于心脏病等其他疾病，也就是说，他们和癌症一直和平共处到死。

还有一位中国学者，在欧洲做访问学者，他做了 200 多例遗体解剖，发现其中 80 岁的老人，无一例外地体内都有隐匿的肿瘤。他推测，如果人活到 100 岁的话，每个人体内的肿瘤将达到 3 ~ 4 个，但他们却到死都不发病，为什么？就是因为脾气尚存。

很多肿瘤病人做了手术，把肿瘤切除了，之后相安无事若干年，突然有一天肿瘤又来找事了，为什么？肯定是那个阶段身体虚了，给了潜伏在体内的癌症有了可乘之机，这个虚首先就是脾气虚。很多癌症病人回忆，发生癌症之前都有过非常劳累或者非常不顺利的阶段，很多是被累出来的或者被气出来的。因为无论是累还是气，首先伤害的都是脾气，是思劳伤脾中的重要一环，脾伤了，毛病就来了。

有经验的中医看一位病人的预后，一定要看他的食欲，肯定要问：胃口怎么样？或者通过摸脉感知其脉有没有胃气。只要能吃，脉有胃气，医生就有信心，因为胃口好是脾气不虚的重要证据。我在病房值班的时候，经常遇到两个类似情况的病人，都躺在那输液，病情都很重，但是其中一个能吃东西，另一个不能吃。一般情况下，能吃的那个很快就能拔掉输液瓶恢复起来，但始终不能吃的那个就可能治不好。其实吃进去的那点东西实在不足以保证其所需的营养，他们真正指望的都是静脉给的药物和营养，之所以能吃的那个最后能战胜病魔康复，就是因为他有胃气，有与疾病做斗争的免疫力，他的脾胃没虚。

中医的脾是主肌肉的，一个脾虚的人肯定是面黄肌瘦、手无缚鸡之力的人。反过来，肌肉的骤然消减也是对脾气的重大打击，所以，减肥过度就会减出问题，作为后天之本的脾土一伤，就百病丛生了。

所以，健康、安全的减肥方式，是 1 周减重 500 克，这样慢慢便于形成习惯，既不影响抵抗力，不会因暴瘦而出现皱纹，也不会反弹。

·服用方法·

这个药是蜜丸，一次 2 丸，一天 2 次，最好空腹服用，清晨起床时吃一次，临睡时吃一次。

这个药兼顾了补气血，性质有些滋腻，而且一般服用时间比较长，其间难免感冒发热，如果发热感冒，就要暂时停用，等发热好了，但舌苔还是很腻的时候也要先用二陈丸之类的药先"打扫"一下肠胃，等舌苔干净了，只剩下薄薄的白苔时再继续吃。

需要注意的是，有种药和它只一字之差，叫"人参健脾丸"，主要用于脾虚遇到了消化不良的时候，里面没有补血的成分，是虚人专用的助消化药，和能补血安神的归脾丸有很大差异。

作用类似的中成药

❤ 柏子养心丸

这也是一个补气养血的方子，但其中还有朱砂，所以比人参归脾丸更针对睡眠问题，如果你是因为脾气虚导致心血虚而失眠的，两个药可以互换着用。但如果你想解决面黄肌瘦、月经不调的问题，柏子养心丸就不对症了，它主要是针对失眠的，不用在失眠上，其中的朱砂就没有用武之地了。

☙ 枣仁安神口服液

　　这是一个比较平和的安神药，其中也有补气、补血的成分，但补益作用没有人参归脾丸大。而且如果想用中成药来安神，促进睡眠，都不会有吃完了就能入睡的效果，它们要吃两三天才能起效，因为是养血安神，所以要有养的时间。

附子理中丸
中成药里的"纯爷们儿"

最早出处：东汉《伤寒论》

使用历史：1800年

主要成分：附子（制）、党参、白术（炒）、干姜、甘草

整体药性：热

功能主治：温中健脾。脾胃虚寒引起的脘腹冷痛，呕吐泄泻，手足不温等病症

典型征象：肤白虚胖，肚子怕冷，遇冷食冷即泻

　　张仲景创立的"理中汤"，应该算是中药方剂中的"男人"了，因为它的药物组成全是纯阳的热药：人参、干姜、白术、甘草。这个方子用到宋代，又增加了附子，就是现在的附子理中丸。

　　附子是什么？《本草正义》里形容说："其性善走，故为通行十二经纯阳之要药，外则达皮毛而除表寒，里则达下元而温痼冷，彻内彻

外，凡三焦经络，诸脏诸腑，果有真寒，无不可治。"

附子显然是"男人中的男人"，"附子理中丸"也就有了现在说的"纯爷们儿"的躁烈之性。所以它的最好治疗对象是阳气不足、阴气过盛带来的问题，这种人的典型症状就是极端地怕冷，特别是腹部。

寒邪最容易击中最柔软的地方

《易经》里的乾、坤、坎、离分别对应天、（土）地、水、火。"坤"是对应"土"的，所以中医里和"土"相对应的"脾土"也叫"坤土"。"坤"是什么？"坤者，至柔也"，这就是说，"脾土"是人身的至阴，它所主的地方是全身最柔软的地方，哪里呢？就是腹部，一点骨头都没有的地方。

我们看小孩子，小的时候都是大肚子，肚皮好像很薄，内脏都膨出着，逐渐长大了才有了腹肌，肚子才收回去。因为什么？小孩子的"后天之本"——脾土还没长成呢。因为脾虚所以收敛不住，肚子里的内脏就鼓了出来。

一个得了消耗性疾病的病人衰竭到最后，肚子往往是陷下去的，医学上称为"舟状腹"。这个时候一般都伤了元气，很难恢复了，因为它的"后天之本"——脾土已经不足到不能支撑腹部这个所辖之地了。

脾土是至阴的，所以它主管的这个地方——腹部，是最容易因为阳气不足导致虚寒的。它的虚寒程度也要比其他部位严重，否则不会用上附子这个"温药中的温药""男人中的男人"来温补脾胃的阳气了。

　　这种脾土虚寒的表现首先是腹泻，常年大便不成形，泻出来的东西经常是吃进去的原形，中医叫"完谷不化"，就是粮食原样排出了，好像胃肠一点消化作用都没起，怎么进来的就怎么出去。而且肚子怕冷，即便是个胖子，一边出着汗，一边还得护着肚子，即使是夏天，进了有空调的房间一会儿，可能就要去泻肚。

　　这就是因为中焦、下焦虚寒了。"虚"就是功能的萎缩，"寒"就是能量的不足，好比一个灶台，底下的火力不足或者没有火了，锅里的米饭怎么可能煮熟呢？他们如果做肠镜检查的话，一般是慢性肠炎，或者是溃疡性结肠炎，或者干脆查不出问题，就是个"胃肠激惹综合征"，也叫"胃肠神经官能症"，是一种神经调节失调带来的问题，虽然不会危及生命，但严重影响生活质量。对这种病，目前没有特效药，服用附子理中丸却可以达到改变虚寒怕冷体质、减缓发作的目的。

　　中焦、下焦虚寒的人也是容易未老先衰的，从消化系统的问题影响到生殖功能，出现性欲减退、性功能障碍的问题。所以虽然附子理中丸温补的主要是中焦，但在一定程度上也能帮助肾阳的温煦，照顾到下焦，起到壮阳的作用。

附子理中丸也是减肥药

　　"瘦人多阴虚，胖人多阳虚"，胖本身就是阳虚的结果。

　　人发胖，肯定是脂肪代谢不出去了，停留在体内。什么时候脂肪代谢不出去？肯定是功能降低的时候。人们在年轻时代谢是旺盛的，脂肪、水液都能正常地吸收和消耗，但到了老年，火力就弱了。好比一个灶台下面的火不足了，一锅水总是烧不开，不能蒸化为水蒸气，也不能消耗脂肪，这个人就要变胖了。这个"火"就相当于中医说的肾阳，是全身功能和能量的基础。

因此，我们看人发胖主要在两个阶段。一个是小孩子的婴儿肥时期，这时候他们的器官功能还很稚嫩，中医说的"肾阳"还在萌芽阶段，还处于肾阳不足时期，脾阳也因此很弱，火力不旺，自然会胖，但这个胖不结实，含水很多，所以孩子是"胖嘟嘟"的。还有就是人到了四五十岁，中年发福，肌肉变得松软了，这正是"肾阳"开始衰败的年龄，脾阳也趋弱，所谓"人过四十，阳气自半"，肾阳和脾阳衰弱的直接后果就是代谢能力下降，脂肪消耗不出去了，自然就开始发胖了。

能称得上胖子的人，都是脂肪过盛的，即便不到中年，也在一定程度上具备了中年的肾阳虚状况。而胖只是其未老先衰的症状之一，除此以外，还会出现不同脏腑的阳虚问题，比如脾阳虚，这种人遇冷就泻，大便溏稀，肚子最怕冷。有的人手脚即便在夏天摸上去也是冰凉的，到了冬天，穿多厚的裤子膝盖以下也总是冷的，这种情况在年轻女子中更常见，她们往往皮肤偏白，舌头颜色也淡，天生就是这种体质。这种人吃附子理中丸可以达到两个效果，一个是温阳止泻，人会慢慢地变得不那么怕冷，肚子也不那么娇气；另一个作用就是减肥，因为附子理中丸具备的热性，可以加快脂肪代谢，把肥肉消耗掉，人自然就变瘦了或者说变得结实了。

这种温阳补肾、补脾的减肥法，才真的符合医理。因为它是通过增加脂肪的消耗去减肥，类似焕发起人的青春活力，从根本上激活身体。而节食减肥和泻肚减肥属于恶治，会因为影响营养吸收而危害健康。

你的唾液是甜的吗

很容易泻肚的人，还会有个现象，就是总觉得自己唾液很多，而且质地很稀，嘴里没味儿，也不想喝水，特别是凉水，稍微喝多一点就一直汪在胃里。这一点也同样是因为脾肾阳虚，属于附子理中丸的管辖范围。

在自然界，云雨均匀的地方，肯定生态环境好，植物茂盛，因为天地之气交会得好。春夏两季雨水多，秋冬降雨少，所以春夏时欣欣向荣，到了秋冬就万物凋零。云雨就是天地之气交会得好的结果，是自然的生机。

人体也类似于自然，所谓"天人合一"嘛。"太阴所至化为云雨"，就是说，太阴脾土是主管气血的生化的，最终要将吃进去的水谷精微，化成人体的"云雨"。什么是人体的云雨？这就是唾液，也叫涎，也是我们说的口水。中医讲，心之液为汗，肺之液为涕，肝之液为泪，脾之液为涎。涎的状况很能反映身体的状况。

张仲景在《伤寒论》里说，"理中丸"还能治疗呕吐，这个呕吐往往是没有内容物的，仅仅是呕清水，这种清水就是脾阳虚不能蒸化掉的水液，张仲景说"寒多而呕"。这种人，他的唾液会很多，而且质地清稀，嘴里总是觉得很寡淡。

正常情况下，唾液应该是带一丝丝甘甜、清香的气味，而且自己不应该感到它的存在。但理中丸适应证的人，除了小便清长之外，唾液也偏多，而且质地也偏稀，舌头颜色很淡，甚至上面有水滑的舌苔，这就是寒的表现，是水液代谢不出去的表现，也是衰老的表现。

需要注意的是，口中的甜味也应该是隐隐的，并不真甜。如果感到嘴里发甜，甚至唾液很黏，则是脾胃湿热的表现，这个时候舌苔也会腻，胃口会随之变坏，这时就绝对不能吃理中丸了，而是需要吃二陈丸、平胃散之类清理脾胃湿热的药物。

我们吃馒头或者是全麦面包，或者喝有点苦味的茶，最后会越嚼越甜，喝出点甜头儿来。首先说明你的脾胃功能比较正常；其次也说明，这些逐渐出现甜味的食物是符合你的脾胃习性的。粮食是养脾胃的，茶可以清热利湿，使脾胃保持清利。

腹泻和便秘都可以源于阳虚

有的人是早晨起来就要泻，严重的是清晨五点刚醒来就得去厕所。这在中医里叫"五更泻"，是脾肾阳虚导致的，和附子理中丸的治疗范围很接近。

清晨正是阳气最虚的时候，本来就虚的肾阳此时更收敛不住了，所以必须早早爬起来泻出去。如果这个人还有腰酸，比别人怕冷的表现，那就更确定有肾阳虚的问题了。这种情况在老年人更常见，因为肾阳随着年龄的增长是要逐渐衰微的，也是衰老的表现之一。如果才四五十岁，这个过程就出现得太早了，还是要找原因。一种是先天不足，一直体质差，是明显的阳虚体质；一种是生病之后，对元气的打击太大，遗留下了这个问题；还有一种是生活不规律、不节制，导致了对肾精肾气的过度消耗，比如一直被人忌讳的性欲过度。但真的属于这种情况的人还是少数，而且肾虚也绝对不是全都由性欲过度造成的，因为一治疗性功能出现的问题，就要用中医补肾的药，食疗时也是羊腰子、海狗肾，使得人们误把中医的"肾虚"狭隘地理解为仅仅代表性功能了。其实，任何巨大的消耗，包括体力的过度劳累、脑力的过度劳累，或者疾病的消耗都可以引起肾虚，也就都可以引起"五更泻"。

中医治疗"五更泻"有个方子叫四神丸，现在也有中成药，成分是补骨脂、大枣、肉豆蔻、吴茱萸、五味子，基本是温肾收敛的药物，主要是针对肾阳虚的。事实上，这种清晨就泻的人，往往是脾和肾双虚的，其中脾的问题可能更严重，所以最好是附子理中丸和四神丸配合着吃，可以增加温补的力量，特别是病情已经迁延很长时间的时候。

腹泻是脾肾阳虚引起的，那是不是说，便秘就没阳虚的问题了？老年人便秘的也很多呀。

其实，老年人的顽固性便秘有时候和晨起腹泻是同一个原理，都可以是因为阳虚，特别是脾肾阳虚。腹泻是因为阳虚没有火力消化水谷，使食物原封不动地排出；便秘是因为阳不足导致肠道的推动力不足，不是大便干，而是没有力气排出去。这种便秘的人同时也和腹泻的人一样，腰以下特别怕冷，用手摸上去都是冰凉的，也伴有腰酸无力、舌苔很淡的症状，看上去有水滑苔，这就是肾阳极度亏虚造成的。这种情况的便秘，也有个能买到的中成药，叫"半硫丸"，就两味药，一个是半夏，一个是硫黄。

一听硫黄大家吓一跳，这种炸药成分也入药？是的，硫黄是补命门之火的，燥热程度在附子之上，只有肾阳虚到极端的时候才可以启用。这个药很霸道，所以在炮制方法上很讲究，是要用纯净的硫黄，通过蒸煮然后再用。中药有很多这种"以毒攻毒"的绝招，通过特殊的炮制保留其药性，去掉其毒性，从而出现治疗的奇迹，硫黄就是其一。

半硫丸的热性比附子理中丸还要大，后者顾及了脾，而前者主要针对肾，这种便秘在老年人很常见，他们在便秘的同时要有明显的怕冷、下肢冰凉的症状。这种人如果也吃去火药，用大黄之类的通便，效果不好不说，能够接受硫黄热性的肾阳虚人，怎么经得起大黄的泻下之力？只会越吃肾阳越虚，便秘越严重。

·服用方法·

附子理中丸一般是蜜丸，常规是一天吃两次，一次吃一到两丸。如果是春夏，天气炎热或者干燥，一天吃一次，也可以两天吃三次，把之间的时间空均匀就可以。

因为附子理中丸的燥热，在服用过程中难免有上火的问题，但在上火的同时肚子仍旧怕冷，这就意味着寒并没有彻底驱散出去。这个时候有两个办法可以减轻药物的热性，一个是用冷水送服附子理中丸，也可以用开水把蜜丸溶化成药汤，放凉了之后吃；还有一个办法是用黄连1～2克，或者用苦丁茶1根泡水，用这个水送服附子理中丸。黄连和苦丁茶都是寒性的，一起服用可以减轻服用热药带来的上焦的火，使附子理中丸能坚持吃下去。因为改善这种虚寒体质是需要时间的，上火不过是服用过程中的"刮蹭"，并不是虚寒改善的依据，所以要克服这个不良反应就要坚持服用，至少要到肚子怕冷、大便不成形的问题得到改善。

作用类似的中成药

❤ 参苓白术丸

这个药也是用于长年腹泻、大便不成形。但这种人寒象不明显，主要是脾气虚、湿重，其中的药物都可以渗湿。和附子理中丸相比，参苓白术丸是可以常吃的保养药，这个药没有理中丸那么燥热。但如果你的肚子、腰以下明显怕冷，遇冷就泻的话，附子理中丸更合适，病情缓解时，可以与参苓白术丸交替着吃，加强补脾渗湿的作用。

❤ 黄芪建中丸

这个药更适合虚寒性的胃炎、胃溃疡、十二指肠溃疡。"建中"建的是"中焦"，就是胃。这种人腹痛比泻肚更常见，以疼为主。一遇寒，一空腹了就疼，那种疼发空，甚至是抽着疼，总喜欢用手用热水袋按着、熨着腹部，不敢吃硬的食物，特别是硬米饭、死面的主食。这些都是典型的中焦虚寒的现象，所以用了入脾胃经的黄芪去温补，其中的白芍和桂枝是止疼的。

这个药比附子理中丸补的力量大，但温的力量弱，所以更适合虚为主、寒为辅的胃肠问题。附子理中丸则治疗寒为主、虚为辅的胃肠问题。

八珍丸
开给"黄脸婆"的美容方

最早出处：明代《正体类要》

使用时间：480年

主要成分：当归、党参、白术（炒）、茯苓、甘草、白芍、川芎、熟地黄

整体药性：温

功能主治：补气益血，健脾和胃。用于气血两虚引起的面色萎黄，食欲不振，四肢乏力，月经过多

典型征象：无精打采的"黄脸婆"

薛己是明代的御医，是服务于皇帝的，可见其医术水平之高。他当初就是用这个方子治疗气血两虚引起的各种问题的。气血两虚的人女性偏多，主要症状有：面色苍白或萎黄、头晕眼花、四肢倦怠、气短懒言、心悸怔忡、食欲减退、舌质淡。还有一个客观指标，就是她

们手指甲上的半月痕很小。这个症状描述很符合现在人所说的"贫血"的特点。但是，如果你把这个方子这么用了，就辜负了明代御医的学识，更加宽泛一点地说，它是开给女性的，开给那些"黄脸婆"的美容方。

"黄脸"女人不能只补血

所谓"黄脸婆"就是指那种脸色不好看，过早有皱纹，身体也不丰满，未老先衰的女人。这种人的身体肯定不好、不壮实，所以才会使气血不足以上荣到头面，面部的皮肤因此才显得萎黄而苍老。

有句话说"美丽是吃出来的"。这个吃不仅是吃有营养的东西，还包括通过吃补品、药物，把气血吃得充盛起来，如此这般，人才能因为健康而美丽。具体到吃药，想要容颜不老，皮肤润泽，一定要气血双补，如果只补血不补气，补进去的血也是死血。中医里补气、补血的方药很多，之所以唯八珍丸有帮"黄脸婆""扫黄"的本事，因为其中兼顾了气和血，八珍丸实际上是经典补气药四君子汤和经典补血药四物汤的组合。

大家知道，血对人体很重要，对女人来说更重要。首先，血虚的时候，器官脏腑就不能被滋养，具体到面色肯定是无血色的苍白，具体到手脚、关节，特别是膝关节，会经常发麻、发酸，稍微累一点后就会加重，头痛也会常发作。这些症状更多见于女性，特别是月经之后，因为月经的失血加重了血虚，各个器官就因为无血可养而出现如上症状。

　　我认识一个白领，就是典型的气血双虚，她每次月经之后的"后遗症"就是膝盖酸得站不起来，即便很少走路，那几天也会酸软难忍，就是典型的"血不养筋"的表现。因为女性有周期性出血的问题，所以血虚会带来比男性更多的问题，中医因此也更重视女性补血。

　　虽然血对女人很重要，但仅仅补血往往是达不到效果的，因为中医认为"气为血之帅，血为气之母"。中医的"气"是指功能，"血"是指物质结构。

　　我曾经和发明"排毒养颜胶囊"的姜良铎博士一起到北京协和医院的ICU病房，去会诊一个因为脑出血手术后昏迷不醒的病人。那病人做了开颅手术，已经把脑子里出的血取了出来，但始终昏迷高热，神志不清。我们去的时候，那手术刀口的血迹还在，但翻在缝合线外的皮肤却干枯了，变得很焦很薄，连发炎的红肿迹象都没有。姜博士看了看病人，不乐观地摇头说："元气不行了，没火力了，气血双虚呀。"

　　陪他一起会诊病人的是协和医院的主治医生，他有些不解地告诉姜博士："这个病人刚化验的指标都还正常，并没有贫血的迹象。"姜博士指着病人的刀口和耳轮说："就算是有血也是死血了，身体不能用，你看这里，都干了……"就在姜博士会诊后的第三天，那个病人带着一个都没有少的血细胞去世了。

　　在中医理论中，只有血，即便血细胞一个都不少、血色素充足，但只要没有"气"，指标虽合格但仍旧不能被利用，人也就没有生机。一个人死了，他的身体结构可能是完整的，像前面这个病人一样，一个血细胞都不少，但各个器官已经不能运转了，没有功能了，因为没有气了。也就是说，在中医眼中，功能比结构更重要，中医就是要维持功能的正常，使身体的"气"处于充沛的凝聚状态，即便你的结构有这样那样的问题，比如心脏的瓣膜不全，或者肝上长了个瘤子，甚至切掉一个肾，中医只是想通过药物或者其他治疗办法，使即使有缺损的结构，也能最大限度地发挥功能，使人体和这个结构和平共处，带病生存。只要人体的功能维持正常，瘤子可以继续长在那儿，瓣膜也未必一定要换个新的，少一个肾，另一个肾也可以很好地发挥代偿作用。

有一个著名的补血方子，也是女性常用的，叫"当归补血汤"，同样是一个可以改善"黄脸婆"肤色的方子。这个方子顾名思义是通过补血来改善肤色的，方子里就两种药，一个是当归，一个是黄芪。有意思的是，虽然号称"补血汤"，但补气药黄芪的剂量却要5倍于补血药当归！这就充分说明，必须通过补气才能最终生血。由此可见，中医的血和气是密不可分的，只有血而无气，血就是死血，即便肤色发红，也是毫无光泽的红。

有一种病叫"红细胞增多症"，这是一种造血系统的疾病。红细胞异常增多了，这种人的面色可以很红，因为血细胞多嘛，但是这种红是僵死的，一点都不生动。因为他们只有血，但没有足够的气去运动这些血，所以他们的血液黏稠度会增加，血流会变得缓慢，全身血管都扩张充血，非但没给人提供必需的氧气，他们的微循环还因为血细胞的过多变得更差，比其他人更容易出现血栓，甚至需要把多出来的血放掉作为治疗。

虽然大枣是补血的，但很多人为了改善面色使劲吃枣，也是有问题的。你的脾胃能不能消化枣，能不能把它转化为血？中医有句话叫"中焦取汁变赤，是为血"，意思是食物要通过中焦脾胃的运化吸收，转变为血。这就意味着，不是所有补血的食物、药物你吃进去都可以生血。我们经常看到那种怎么吃都不胖的人，胃口很大，营养也不缺，但就是瘦，甚至是"黄脸婆"，这就可能是因为脾气虚，确切一点说是胃强脾弱。因为胃是主管受纳的，胃气强，胃口就大；但脾弱，就是消化功能弱，吃进去了也不能为身体所用，营养穿肠过，什么也没被身体留下。这种人，即便是再吃枣，也不能补血，也很难把面色吃得红润。他们至少需要把枣、阿胶之类补血的药，与黄芪之类的补气药一起吃，或者说，直接用"八珍丸"之类气血双补的药物解决问题。

有神气的面色才是好气色

中医看一个人健康与否，要看他的"气色"。注意，是"气色"而不是单纯的脸色，气色就是有"神气的面色"，就是功能正常时皮肤的颜色。

中医将人的皮肤可以出现的颜色分为青、黄、赤、白、黑五色。青色是肝的颜色，黄色是脾的颜色，红色是心的颜色，白色是肺的颜色，黑色是肾的颜色。这五种颜色如果出现了异常，就说明这五个脏腑的功能出问题了，这些脏腑的健康颜色都要正，要含蓄，不能露。

中医的经典《素问》里边就把不正常的颜色形容了一遍。

如果是红色，要"赤欲如白裹朱，不欲如赭"，意思是正常红的面色应该是含在里面的，隐隐透出，好像白的绸缎裹着朱砂，不是直接、扎眼的红。这种红不仅是脸色，也包括唇色，如果是通红的，或者涨红得发紫的脸色可能是高血压。而暗红的，而且局限在颧骨的颧红，可能是心脏有问题，比如风湿性心脏病的"二尖瓣狭窄"，也叫"二尖瓣面容"。如果是嘴唇，红得像樱桃色了，人又昏迷，就要想到会不会是煤气中毒，因为那是一氧化碳中毒的典型表现。

有的人夜里不能安睡，即便睡了也多梦，而且手脚心都发热，夜里还盗汗的话，这个时候他的面色会红得很娇嫩、鲜艳，这种红就是阴虚的标志。肝硬化病人到晚期的时候，嘴唇、舌头都会出现那样的红，那就是阴虚到极点了，肝肾阴都虚了，病情一般就很危险。

如果是白色，要"白欲如鹅羽，不欲如盐"。意思是白皮肤也要白得有生机，像羽毛一样的白，带着一点油脂滋润的感觉，不能死白死白的，盐的白就是死白，那种人往往是血虚到了极点。人咳嗽、哮喘的时候，一般都属于肺气被闭，那时候，病人的脸一般是白而胖肿的，不像正常人的红里透白，这种病态的白，中医叫"㿠白"，白而且虚浮。那时候就需要宣肺，把闭郁的肺气散开，脸色也就逐渐恢复正常了。

如果皮肤偏黄，也要"黄欲如罗裹雄黄，不欲如黄土"。黄色是中国人肤色中最常见的面色，但这个黄要有光泽。"罗"是一种丝绸，让雄黄的颜色从丝绸里透出来的黄，黄得就很生动，那种黄才是健康的黄。如果是黄土的黄，就不正常了，那种黄是刻板的、灰暗的，好像总也洗不干净，比如肝病、有慢性黄疸的人，这种面色最常见，在中医辨证一般都是肝木克脾，脾气虚弱。

如果是黑色，"黑欲如重漆色，不欲如地苍"。皮肤黑不是问题，但那种黑要又黑又亮，可以油黑油黑，但不能发乌。有一种病叫"阿迪森综合征"，就是"肾上腺皮质功能减退"。这种病的症状之一就是皮肤和黏膜的色素沉着，皮肤黑，而且黑得没有光泽。这种病可以因为出现"肾上腺危象"而危及生命。美国前总统肯尼迪就有此病，到他执政后期，已经有人观察到他脸色发黑了。当时如果有一个中医能够望诊的话，就能够看出他的面色黑是肾虚的黑色征象，那种黑就类似于"地苍"，是没有光泽的黑，是病情危重、元气不足的信号。

总而言之，一个人的面色要好，就是要有光泽，这个光泽就是"气"决定的，是它推动着血在周身发挥作用。化妆只可以使人的皮肤变得细腻，遮盖住瑕疵，甚至可以泛光，但那种化出来的光泽和生机显现时散出来的光泽，一看便知，后者不仅不贫血，也不会血虚，而且气也不虚。

女人"扫黄"，从立秋开始

"黄脸婆"要想改善气血双虚的体质，需要长时间的调养。现在很多人都知道从秋天开始吃膏方了，就是找个医生，根据自己的体质开一张大方子，熬成膏放在冰箱里，每天吃一两勺，利用秋冬给自己进补。这是个不错的办法，因为秋冬是补阴的季节，秋冬的时候消化功能增强，补阴药多是不容易消化的东西，这个时候吃，吸收得好。其实，八珍丸就是很方便的膏方，在立秋来时根据自己的体质搭配服用三个月，来年的春天，面色会好一点，女人味也会多一点。

适合用八珍丸为基础调养的女性，除了气色不好之外，月经也有问题。一种是月经量少、颜色淡，月经之后还会肚子疼，是空空的、喜欢用手按着的疼，这种疼也是血虚在月经后加重的标志。还有可能是月经量多、行经时间长，但是颜色很淡，到后来都成了粉红色，质地也很稀，这就是气血双虚了。因为血虚所以月经色淡，因为气虚所以固摄不住血脉，使血妄行。别人五六天，她可以淋漓不尽地八九天，如果有了这些症状，就更证实是气血双虚。

可以将八珍丸作为基础药，再结合你的个体差异配合其他的药物。如果你本身就是胃口不好，吃得很少，吃多一点就消化不了，那么血虚是因为吃不进去营养造成的。这个时候需要增加脾胃的消化能力，可以用香砂六君子丸与八珍丸同服，借助前者补气同时消食导滞的作用，在气血双补的同时，增加补脾的力量。

如果你胃口不差，但吃了之后消化很差，肚子怕冷，大便总是很糟，经常有不消化的食物，舌头颜色很淡，而且舌体很胖，好像总是水汪汪的，这就有可能是脾阳不足了，光补气就不够了，要增加点火力帮助脾胃的吸收。这个时候可以用附子理中丸配合八珍丸吃，等肚子发凉的感觉好转，就把附子理中丸去掉，单纯吃八珍丸。因为附子理中丸性质热，一般情况下不能吃三个月，否则会上火，但八珍丸里没有附子那么热的药，只要是个"黄脸婆"的瘦弱女人，八珍丸是可以吃上三个月的。

· 服用方法

这个药有水丸和蜜丸两种，蜜丸更符合中医治疗这种慢性虚损性疾病的原则，一般情况下空腹时吃，早上起来一次，一次可以吃1～2丸，晚上临睡时再吃1～2丸。这种补益的药不可能马上见效，有效果也是缓慢的，从点滴开始的，所以要有打持久战的心理准备，最好在立秋之后开始补养，吃到开春。其间如果有胃口不好的情况出现，可以配合二陈丸之类的药开开胃，尽量能坚持吃够秋冬两季。

作用类似的中成药

❤ 十全大补丸

这个药比八珍丸增加了黄芪和肉桂，增加了补气和温阳的作用，所以适合吃它的人会比适合吃八珍丸的人要更虚、更寒。这种人会有面色苍白、气短心悸、头晕自汗、体倦乏力、四肢不温、月经量多等症状，怕冷的现象明显，不仅虚，而且寒，如果没有明显的寒象，吃这个药是有可能上火的。

❤ 人参养荣丸

这个药是在"十全大补丸"的基础上又加了远志和五味子，针对的是气血虚的同时又有失眠问题的。引起失眠的原因很多，其中气血虚就是其一。"荣"在中医里就是血的意思,"养荣"就是"养血",这个药是气血双补的。

这种人的失眠有个特点,别人是越累越容易睡着,包括因为心火盛,胆经有热的失眠人,白天如果活动多了,体力消耗大了,一般都能睡个好觉。因为蛋白质消耗到一定程度,身体会给大脑一个神经反射,告诉大脑身体消耗到了一定程度,这个时候,大脑会延长睡眠中那个不做梦的时间段,在医学上叫"快速眼动睡眠",也叫慢波睡眠。这个时间段里,人是不做梦的,睡得很沉,蛋白质的合成,身体的修复也是在这个时段里发生的。

但是,如果是气虚引起的失眠,则会越累越睡不着,虽然觉得很疲劳了,但就是不能入睡。气虚的人,劳累后很多症状都会加重,比如气虚的头痛是累了之后犯,气虚的发热也是忙到下午的时候加重,这种累了之后失眠的症状同样也是气虚的结果。中医说是"烦劳则张","张"就是加重的意思。这种人可以用人参养荣丸来治疗。

生脉饮
夏天能吃的补品

最早出处： 唐代《千金方》

使用历史： 1300年

主要成分： 五味子、人参、麦冬

整体药性： 温

功能主治： 益气，养阴生津。用于气阴两亏，心悸气短，自汗

典型征象： 大汗淋漓后，上气不接下气

孙思邈在他的《千金方》中对这个药有论述："脉为血之道，得气则充，失气则弱。本方以补气而使血道充盈，脉气以复，故名生脉饮。"

一看这个注释就知道，这是个补气药，而中医说的"脉"不是西医说的静脉，至少不仅仅是静脉，而是一个没有实体的气血巡行之道。这条道不是仅仅靠血液就能充盈的，一定还要有气，也就是说，这个血不能是死血，不是通过静脉输液把体液补足就可以的，而是要有功

能的血。

我父亲几年前因为脑血栓住院，送到医院时血压很低，血压低就更加重血栓的形成。到了医院马上就开始静脉滴注，为了使静脉充盈，把血压恢复上去。发病时，他的面容一下子显得很瘦，好像脸上的皮肤都贴在肌肉上，耳朵边的折皱也增多了，人非常的虚弱，没力气。

我们去的是中医医院，主治医生是中医，她一看情况马上给开了"生脉注射液"，就是"生脉饮"的静脉输液剂型。结果这个药打进去没多久，人就精神了，而且脸上的皮肤好像都充盈起来了，显得又有活力了。那次，我真的体会到了孙思邈所谓的脉"得气则充"的意思了。中医"生脉"是为了使人体的功能提高，特别是心肺功能提高，使脉气恢复，而不只是使静脉机械性地被液体充满。

出大汗是会"伤心"的

我见过一个因为出汗把身体出虚了的病人，是个退休教师。她退休在家的那个夏天很热，她是很爱出汗的人，那个夏天出得尤其多。结果一过夏天就觉得疲劳得不行，一走就喘，而且一走就更出汗。她也知道自己是出汗出虚了，但怎么着都抑制不住汗，一开始是因为热，到后来都立秋了，汗还是止不住。于是就去看中医，得到的结论很能给大家提醒，医生说她是"出汗把心气耗虚了"。

中医认为"汗为心之液"，可以看出中医对汗的珍惜，也暗示着出大汗是会"伤心"的。前面这个退休教师之所以喘，并不是肺的问题，而是心功能受伤了，是"心肺气虚"。心和肺同时负责氧气的运输，但心是肺的能量来源，是动力。

出汗是一种脱水，脱水的后果之所以严重，是因为失去的水会带走血液里的电解质，影响电解质的平衡，从而直接影响血液的质量。我们身体的神经、肌肉之所以能正常地运动，就是因为血液里的电解质保证的，一旦大量出汗，电解质紊乱，首当其冲的是神经，肌肉不听使唤了，这时候出现的症状就是中医说的气虚。

还有一个病人，热天热得受不了了，就去冲凉水澡，结果晚上就发起了高烧，吃了退烧药没退烧，又加量，终于出了一身大汗。烧倒是退了，但从床上站起来人就瘫在地上了，四肢软得跟棉花似的。家里人吓坏了，怎么治发热治出了瘫痪？赶紧往医院送，又遇到一个年轻的值班医生，一看瘫软的样子就怀疑是脊髓出了问题，正开了 CT 申请单要他们去检查的时候，值班主任来了。一问情况当时就取消了 CT 单，马上去查了个血钾，一看结果，比正常人低多了。正常人的血钾是 3.5 ~ 5.5 毫摩尔／升，他才 1.5 毫摩尔／升。这才知道，问题出在他的大汗淋漓上，是出汗造成的"低钾血症"，马上静脉补钾，人立刻有劲儿了，瘫痪的症状全部消失，家里人这才松了一口气。

钾是人体必需的微量元素，虽然微量，但能决定生死。我遇到过一个病人就是缺钾，之前是因为腹泻，有点脱水。往医院走的路上，过马路的时候突然不能迈步了，脑子很清醒，但就是身体是软的，像瘫了一样。开到眼前的车一点准备都没有，差点撞上，边上的人把他抬过了马路，送到医院，发现也是低血钾的原因。

钾能增强人体神经和肌肉的兴奋性，能维持神经和肌肉的正常功能，它充足的时候，人就不至于无力，它降低了，马上就表现出肌肉的酸软、松弛甚至软瘫，尤以下肢最为明显，称"缺钾性软瘫"，那个过马路过程中突发的瘫痪病人就是一个典型。严重时，还会影响到呼吸肌、心肌，引起呼吸肌麻痹、呼吸困难以及严重心律失常。只要发现及时，诊断清楚，治疗起来很简单，静脉补钾就可以了。

俗话说"血汗同源"，《灵枢》也说"夺血者勿汗，夺汗者勿血"，意思就是强调，已经出血的人，如果治疗的话是忌汗的，而出汗很多的人，也不需要用放血疗法。因为无论是汗还是血，都会带走身体的能量，也会带走血钾，使人处于虚弱状态，所以不能重叠地损失。

如果出大汗或者拉肚子到脱水时，虽然没到瘫软的地步，但人会觉得一点力气都没有，如果是孩子，可能更危险，会因为脱水而危及生命。这时候如果想马上起效的话，应该直接冲服一种"口服补液盐"，药店也有卖的，里面含有很关键的电解质如钾、钠和葡萄糖，喝了可以直接入血，很快就能改变疲惫无力的状态，然后再根据体质进一步用中药补养。同时，大量出汗后不要马上喝过量白开水或糖水，而要喝些果汁或糖盐水，特别是橙汁，补钾最快，茶叶也含钾，所以夏天喝茶解暑，也就是防止出汗导致血钾过分降低，水果中的香蕉也含有丰富的钾。

当这一切非常情况平稳了，就该吃"生脉饮"把出汗造成损失的气补回来了，否则人会就此虚下去。

唯一能在夏天吃的补药

那个容易出汗的退休教师，其实应该在夏天刚开始的时候就吃生脉饮，就不至于大汗淋漓，导至血钾丢失了。生脉饮由三味药组成：人参、麦冬、五味子。人参是补气的，麦冬补阴，五味子是酸味的，中药里酸味的药都有收敛的作用，可以收敛被汗耗散的心气，在"开源"的同时"节流"。 孙思邈在他的《备急千金方》中，就对生脉饮中的五味子特别推荐：五月用五味子养心气，因为五月属于火，属于心，心气容易耗散。别小看这三种药组成的小方子，现在由它提取出的静脉注射液，是可以用来治疗休克的。

很多人可能不理解，觉得夏天不能吃补药，补药会"上火"。这种观点只说对了一半，关于补养季节的完整观点是"春夏养阳，秋冬补阴"。就是说，春夏还是应该吃补气药的，到了秋冬才适合吃补血、补阴的药。为什么呢？

首先因为补血的药都是滋腻的，如阿胶、熟地黄之类的，如果是个胃口本身就不好的人，即便是秋冬也不能随便吃，至少要在舌苔很干净的前提下。如果舌苔还很厚，那先要吃几天二陈丸，把胃肠打扫干净，把消化系统调理好，否则吃了也吸收不了。

为什么到秋天以后就可以吃这么不好消化的东西呢？因为秋天是封藏的季节，阳气也藏了起来，人体的阳气主要分布在体内了，所以秋天、冬天容易感冒，因为阳气顾不上外边了。但是秋冬天人的食欲往往会好，因为藏在里面的阳气帮助了消化功能。因此，可以在这个时候开始吃补血、补阴的药了。就像我们看到的树木一样，秋冬季节会进行休眠期的灌溉，就是要利用阳气内藏的季节，把体力补足。等待来年开春、夏天的时候，人体的气血主要都集中到体表去了，身体里面是空的，所以夏天的时候很少感冒，但胃口一般都不好，甚至会出现"苦夏"。而且腹泻、肠炎容易在夏天发生，因为内里气血不足，没能力消化食物，稍有不慎就会带来不适。

这时候，气血也是最容易耗散的，因为它们就浮在表面，很容易被炎热消耗，因此夏天的补养也非常重要，而生脉饮是唯一一个可以，而且也应该是在夏天吃的补药。特别是气虚体质的人，这种人不仅夏天爱出汗，而且冬天还怕风，也特别容易感冒，种种征象都是因为气虚不能固护体表造成的。

即便没有出汗的问题，但有心律失常的问题，这种人很常见于女性，本身就很瘦弱，有气无力的，检查心电图的话可能是"窦性心律失常"，或者是有"传导阻滞"。不管哪种，在犯病之后人都会变得很虚，腰都直不起来，总觉得气不够用，像"捧心"的西施一样柔弱，这就是典型的气虚。而这种虚反过来也加重病情，结果形成恶性循环，气虚和心律失常互为因果了。这个时候，生脉饮就很合适，补足了的心气才能震慑住失常的心律，才能打断这个恶性循环。

对于气虚体质、容易出汗、容易疲劳、有气无力的人，有两个药是需要经常吃的，一个是生脉饮，一个是玉屏风散，在药店里卖的叫玉屏风口服液。

生脉饮是用于被炎热的夏天或者劳作之类消耗气血之后，对身体的补充的；玉屏风口服液适合在立秋之前开始吃，因为秋天之后，人体的毛孔要逐渐关闭以防止寒邪的侵袭，这个时候再挡上一道"屏风"

就更安全了。

这个药也很简单，也是三味药，黄芪、白术、防风。前两味都是补脾肺之气的，防风有抵御风邪侵扰的作用，结合在一起就是帮助那些很容易感冒的、表气虚的人，在体表之外树起一个有保护作用的"屏风"，一来能防止过多地出汗，防止阳气再被消耗，二来提高身体的御风抗寒能力，也就是提高身体的免疫力。所以，当流行性感冒之类的传染性疾病发生时，对那些平时就很容易感冒的人来说，用"玉屏风"的价值远在一般的疫苗或者抗病毒药物之上。

人参补气是有条件的

一说到补气，人们马上想到的就是人参，不是比生脉饮更直接、劲儿更大吗？其实，并不是所有的虚，人参都能解决，必须有个前提，就是这个人的阴不虚。

因为人参是一个"从阴引阳"的药物，所谓"从阴引阳"的意思就是把死气沉沉的阴精点化为阳气，为人体所用。但前提是阴不能虚，精血不能枯，否则就是"巧妇难为无米之炊"了，让人参的点化本事没有用武之地。

如果一个人虽然气虚，但阴精尚且充足，只是不能化气的时候，用点儿人参，马上就能把气引出来。但是，如果这个人已经肝肾精亏，阴血都不足了，非常消瘦，腰腿总是发酸发软，而且总觉得口渴，那就属于典型的阴虚，甚至阴虚有热了，舌头也是红而且偏瘦的。这种人如果吃人参就适得其反了，因为阴已经很虚了，人参拿什么化气？

而且即便是化了，也类似于对阴在"竭泽而渔""拔苗助长"。还有一个问题是，人参本身的热性也会加重虚人原来的虚热，最终以病态的亢奋表现出来，人会觉得心里烦热，坐立不安。有一部电影，陈佩斯和陈强演的，其中陈强演的那个父亲就是因为吃了人参，燥热得顶着雨在院子里疯跑。《素问》里说："壮火之气衰，少火之气壮。"这个"壮火"是指气味纯阳的、热性很高的药物或食物，"少火"是指气味平和的药物或食物。"壮火"的热性要大于"少火"，所以会消耗人体的正气，导致气衰，人参就属于这种"壮火"之物。

现在很多人喜欢刮痧，觉得自己"上火"了就用刮痧板刮刮。但有的人怎么刮也没痧，有的人一刮，痧就出来了，皮肤下有大量出血点。光是这点区别就能看出身体的强弱，出不出痧和刮痧时用的力量大小没直接关系，而要看被刮者的体质。没痧的人是因为体质弱，火力不足，气血不能应着刮痧的力量顶出痧来。这种人，就是把皮肤刮破了，痧也未必出得顺畅。你如果问他，他肯定会经常疲倦，这疲倦就是气血不足导致的，所以他才连痧都顶不出来。这个时候，就不能再用力刮了，而且不应该选择刮痧，相反地，应该通过针灸或者吃中药的办法，先把气血补上去再刮，才能出痧。

当一个人阴血亏了，人参所补益的气无用武之地，这时候还一味用人参，就等于对一个体弱的人强行刮痧。所以，很多中医并不轻易用人参，在他们眼里，除了适合那种特别气虚的人之外，其他的人用人参，就类似使用兴奋剂，即便改善了疲劳状态，也是一种虚假"繁荣"。在人参这类药里，现在用得最多的是西洋参，因为它的力量没有人参补气的力量那么大，对阴精的耗散也就小，可以气阴双补，在某种意义上，倒是和生脉饮有类似的作用。

你可以自制的生脉饮

中药里叫"参"的很多，但真正有补气作用的是人参、西洋参、党参、太子参。

人参的作用最强，但是用起来有禁忌，稍微有点热象的都不适合，阴虚的人或者是气阴双虚的人，服用就更加危险，有进一步伤阴的可能。需要注意的是，现在的生脉饮里一般用的都是人参，如果热象很明显，比如舌头很红很瘦，最好吃自制的生脉饮，就是用西洋参、麦冬、五味子各 10 克，自己煎汤喝。用西洋参代替中成药里的人参，因为西洋参性质平和，能兼顾气阴双方，甚至可以清虚火，即便在夏天也适合用。

西洋参也可以单独吃，虽然没有敛汗作用，但仍旧可以补气阴。现在的西洋参有片状、有整参，片可以直接用开水冲泡，像喝茶一样喝到水中没有参的味道了把参片嚼碎吃掉。如果是整参，最好是隔水蒸：将西洋参放在小碗中，用水没过，再将碗放在蒸锅中，在锅中加水，蒸至西洋参质地变软，之后喝掉参水，再用开水再次冲泡，待水中没有参味之后，嚼服参身。需要注意的是，无论是冲泡还是蒸，放参的碗或杯最好都用盖子盖上，避免参的成分随蒸汽挥发，这样更能保存西洋参的药效。

还有一个参叫"太子参"。现在有个词叫"山寨"，就是说一个正品出来之后，有人模仿。太子参就是西洋参的"山寨版"，因为太子参可以益气生津，属于阴阳都兼顾了的补药，只是整体的力量肯定比西洋参弱了，但价格便宜，也是有效的替代品。用它自制生脉饮的时候，剂量要加大，可以是太子参 30 克、麦冬 15 克、五味子 10 克。

·服用方法·

生脉饮是口服液，配制成液体也是为了吸收快。常规是一天两次到三次，每次一支，饭前服用。如果这个人虚得明显，可以适当加量，每次可以加到两支。

中医有"萝卜反人参"的说法，因为萝卜是破气消滞的，而需要吃人参的人一般都是气虚。正常人吃起来没什么的萝卜，气虚的人吃了却可以克住他们原本已经很虚弱的元气，为此才不让萝卜与人参同时吃，不是有什么化学反应，而是消除了人参的补益之气。吃生脉饮的人也有这个问题，他们同样是因为气虚，所以在饮食方面，萝卜尽量少吃。

作用类似的中成药

❤ 四君子丸

四君子丸也是从名方"四君子汤"演化而来的，其中就四种补气的药：党参、白术、茯苓、甘草。主要的作用是补气，但它更侧重于补脾气，所以适应的人是气虚，有气无力的同时，消化很差，问题也多集中在脾胃上。

　　而生脉饮主要针对的是心肺气虚，能改善心功能的不足，比四君子丸作用更直接，力量更集中，更适合在急救时用，而四君子丸就是个慢工了。

补中益气丸

　　补中益气也是从名方"补中益气汤"演变过来的，它的作用类似四君子丸，又比四君子丸更针对脾胃的具体问题，也属于慢工，要缓慢地培植脾土，但能逐渐改善脾气虚的体质，所以没有直接补心气的生脉饮那样起效快。

六味地黄丸
四十多岁男人该吃的保养药

最早出处： 宋代《小儿药证直诀》

使用时间： 890年

主要成分： 熟地黄、山茱萸（制）、牡丹皮、山药、茯苓、泽泻

整体药性： 温

功能主治： 滋阴补肾。用于肾阴亏损引起的头晕耳鸣，腰膝酸软，骨蒸潮热，盗汗遗精

典型征象： 腰酸腿软，消瘦烦热，头晕耳鸣

再没有一种中成药比"六味地黄丸"更家喻户晓了。

这个药的组成很能代表中医和中国哲学的主旨：和谐、平衡、中庸。其中就六味药，三味补的：熟地黄、山茱萸、山药；三味泻的：茯苓、泽泻、牡丹皮，谓之"三补三泻"。之所以如此平和，因为这个药在一千多年前是开给婴幼儿的，出自当时的儿科专家钱乙之手。钱

乙的这个方子是从汉代张仲景的金匮肾气丸那里变通而来，因为是给孩子用的，所以去掉了肾气丸里的附子、肉桂之类大热的药，仅仅保留了最平和的六味。

据说康熙四十九年，曹雪芹的祖父曹寅，时任"江宁织造"，患病两月未愈，卧床不起。康熙获知后，亲赐六味地黄汤给他，曹寅遵旨服药，很快就痊愈了，后来又继续服用六味地黄丸，身体健旺胜前。可见，那时候人们已经开始用六味地黄丸来养生了。

男人过了四十岁，只要不是那种白胖白胖的阳虚体质，很多中医都会推荐他们常吃六味地黄丸，因为阴虚是现在人最普遍的现象。

年过四十的男人多有肾阴虚

钱乙用这个方子治疗的是先天不足的婴幼儿，这种孩子一般是早产或者生下来体重很低，因此发育得总比其他孩子晚很多，说话、站立、走路、长牙、长头发都晚，中医叫"五迟"。

孩子的发育首先是由先天决定的，在中医就是"肾"决定的。肾是生命之根，根基不牢，树自然长不繁茂，所以要通过补肾帮助他的生长。这个肾虚，虚的是肾阴，而不是肾阳。所谓阴，就是指物质基础，具体到早产儿的肾阴，就是先天的体重、津血等都不充足，所以要补也是补肾阴。阴是阳的基础，阴是物质，是功能，没有阴，阳就无从点化，类似"巧妇难为无米之炊"；阳是巧妇，阴就是巧妇要煮的米，没有米，巧妇也就没法做饭。所以对先天不足的婴儿来说，补肾阴是第一位的，通过补肾阴来帮助、促进他的生长发育。

但给婴儿补肾阴、促发育的药，怎么会用到四十岁以上的男人身上了呢？因为四十岁以上的男人，普遍有阴虚的问题。明代名医王纶的《明医杂著》中就说过了："补阴之药，自少至老，不可缺也。"意思是，补阴的药要常吃，从年少到年老，不可或缺。所谓年少，就是指肾阴还不壮实的阶段，比如早产的孩子，年老就是肾阴已经消耗的阶段，四十岁之后。这两种情况分别处于人生的两头，从客观效果上看，都是肾阴虚，所以治疗办法可以是一致的。

为什么男人过了四十消耗的是肾阴而不是肾阳呢？

金元时期的名医朱丹溪有句话"阳常有余，阴常不足"，在他眼里，人体的阴容易虚，容易不足。所以朱丹溪为此创立了"滋阴"疗法，成了"滋阴派"的开山。之所以"阴常不足"，就是因为人非常容易"上火"。这个上"火"，不只是我们日常说的吃了辣东西之后起口疮，大便干的"火"，那是一种原因单纯的胃火，这个导致人阴虚的"火"其实就是功能的暂时过盛。

中医讲"气有余便是火"，气是功能，功能有余了，过剩了，用不完了，就要以"火"的形式发散出去。这在生活中也可以理解，所谓"无事生非"，就是没有事情可做，功能自然富裕了，就要找个缺口消散出去，可以是"生非"，也可以是"上火"。有个"蔫人出豹子"的谚语，是说一个很内向的、平时不言语的人，却经常做出惊人的事。比如报道过的灭门案、凶杀案的凶犯，平时都很蔫，可能这种蔫、不言语使平时积蓄的郁闷无处宣泄，最终爆发的力度就要大，就会做出惊人的事。

我之前出的一本书《不上火的生活》卖得很好，读者说因为他们总是"上火"，想买一本相关的书看看。为什么我们总会功能有余，总"上火"呢？就是因为我们处于一个变动的时期，和以前的人比起来，我们要应对的事情太多了。

"上火"的人都有体会，熬夜加班，坐火车出差之类工作的都可能"上火"，很快就发现长口疮了、嗓子肿了。这很正常，因为无论是熬夜还是出差，都不是你的常态，你的生活突然就被一个不同寻常的事件改变了，生活的节奏改变了。为了应对这种改变，身体就要调遣出潜能，这个潜能一出来，你的功能就富裕了，还是那句话，"有余"了就容易"上火"。

如果你长年上夜班，每周都出一次差，你肯定不"上火"了，因为身体已经习惯这种规律和节奏了。相反的，你如果突然不出差了，或者突然改上白班了，可能反倒上火了，因为你的身体对突然平静的生活已经陌生了，也需要适应。这也是为什么有的人一放假、一退休就开始生病，就是身体对一种不适应的生活处于应激状态，忙惯了的人，休息对他们来就是一种不适应。

从这里就可以看出，只要你生活在世上，每天都会遇到新的事情，所以总有机会"上火"，只是火大、火小的区别。年过四十的男性，经历了四十年的生活洗礼，迎接过很多刺激、变化，早就"上火"无数了，因此就到了阴被"火"耗竭的年龄。这个时候的男性都有不同程度的阴虚，和出生时先天不足的婴儿的肾阴状态是一致的，所以要用补肾的药慢慢补充。

现在的六味地黄丸已经是很多慢性病的保养药了，比如结核、肝炎、甲亢、糖尿病之类的，不论男女，只要是慢性病后期，有阴虚症状时都可以服用。中医讲"久病无实""久病必虚",意思是,到了后期的慢性病,是没有火可以去的,是虚证,需要补了。特别是消耗性疾病,比如肝炎、甲亢、糖尿病,始终是对人体阴精的消耗,到了后期阴虚的可能就大,阴虚到一定程度还可以殃及阳气,可以阴阳俱虚。所以赶在阳虚之前服用六味地黄丸,也是对病情的遏制,对体质的恢复,只是这种恢复是个慢性的过程,不是吃一两周六味地黄丸就能显效的。

需要说明的是,六味地黄丸的服用者也应该是阴虚的,如果是白胖白胖、一动就喘的肾阳虚,就要吃金匮肾气丸。如果吃六味地黄丸就是治反了,至少会贻误对肾阳虚的治疗时机。

虽然六味地黄丸是平补平泻,但毕竟是偏于补阴的药,配方中阴柔的药多一些,吃了后会妨碍消化功能。如果脾胃功能不强,最好间断地吃,长期连续服用的话,就会影响胃口了。

什么样的人才会不"上火"

想要不阴虚,首先要不"上火",才能使人体珍贵的阴精不被"火"消耗。做到这一点有难度,因为人每天都可能遇到变化,遇到变化只要动心了、情绪波动了,身体为适应这种变化就要调遣出多余的功能,就可能"上火"。所以有"心静自然凉"的说法,"凉"就是不"上火"、不伤阴。怎么才能心静?首先是"无心"。

"病"字下面是个"丙",古人造字时为什么选"丙"而不选"甲"或者"乙"?因为"丙"在中国的天干中,和"火""心"相对应,古人在他们的生活经历中已经发现,人之所以生病和"上火"有关系,人之所以"上火"又和"心"有关系。也就是说，只要动了心，心里杂念多了，就容易"上火"，而"上火"就是万病之始。

有人给出过一个关于"上火"的公式：欲望－实力＝上火。

从这个公式可以看出，只要欲望超过了你的实力，超过得越多，这个差值越大，你上的"火"也就越大。比如，你想买个两居室的房子，通过贷款能达到，这个欲望只比你的实力高一点点，这个欲望就成了你的希望，你会为还银行的贷款而珍惜你的工作，一点一点地接近希望。如果你还是你，却要买座别墅，通过贷款达不到，你又不肯放弃这个欲望，眼看着不交钱别墅就被别人买走了，这个时候你就只能着急"上火"了。因为你的欲望和实力差得太远，你的实力填不满你的欲壑，你上的"火"就很大。

所以，如果要想在现实生活中不因为所愿未遂而"上火"，首先要确定一个适合你的目标，不要让你的欲望过高，过高就是奢望，想满足这个奢望你除了抢银行，就剩下着急"上火"了。而很多疾病就是在"上火"或者是在"小火"的煎熬中罹患的。

我举三个例子。在中国的长寿者中，很多是得道高僧，他们都是"苦行僧"，风餐露宿，生活条件、医疗条件都不及世俗人。曾经有研究者给他们做体检，发现他们的很多指标都不合格。那种指标要是放在普通人的身上，早该住院疗养了，但他们却顶着这样不合格的指标活出了天年。

还有一个是老年痴呆病人。有统计显示，这种人如果不受到外伤，没有意外，他们甚至比痴呆前少生病，甚至可以活得比照顾他们的老伴、儿女都长。

另一个是癌症病人。有个很有意思的统计，发现一组得了癌症的病人后来又罹患了"精神分裂症"。这本来是雪上加霜的事，但过了一段时间之后，他们去医院复查，发现和他们同时被诊断癌症的、精神正常的人，或是因为癌症的转移，或是因为放化疗的不良反应，都没有活下来，但这些精神病人，精神虽然仍旧是分裂的、错乱的，但他们身体里的癌症居然消失了。

这三个例子中的人有个共性，就是他们都是心宽的，甚至是"没心"的。只是高僧是通过修炼，精神病人、痴呆患者是因为疾病，但客观效果上他们都没有普通人常有的精神压力了，也就是把和"丙"对应的"心"拿掉了，病也就不存在了。

所以，要想不"上火"，不因为"上火"而阴虚，就要尽可能地没心没肺。所谓"心宽体胖"就是这个道理，而阴虚的人还真是少有体胖的，因为内郁的"火"烧灼掉了他们身体里的精微物质，特别是心思重、万事追求完美的人。

总觉得鞋底薄，腰发酸就是肾阴虚

经常有人会觉得足跟疼，特别是上年纪的人，第一个反应会是"足跟骨刺"，但检查之后却没发现骨刺，而且真长骨刺的话，一般会稍微偏一点。这种不是骨刺的足跟疼，是在足根正中间的地方，而且总觉得鞋底薄，总觉得自己的脚是直接踩在硬地上，被硌得生疼。这种足跟疼就是肾阴虚的典型症状。

中医讲，"肾主骨，生髓"，肾阴虚的时候精髓也就不足了，肾主的骨头因为内里的精髓不足、空虚而不能任重，所以一着地就疼。《临证备案》论治足跟痛曰："虽系小病，治宜峻补。"就是说，虽然足跟疼看似小问题，其实已经是肾阴虚的指标了，就要补肾阴，至少需要吃六味地黄丸了。

除了足跟，腰腿的疼痛酸软等问题往往和肾虚都脱不了干系，但也分肾阴虚和肾阳虚。

如果是腰疼，没力气，而且疼的时候还怕冷，腰部自己都觉得发冷，这就是肾阳虚；如果是腰酸腿软，没有怕冷的问题，主要的感受是酸软，这个时候就是肾阴虚了。一个冷，一个酸软，对判断阳虚还是阴虚很重要。

很多人一说补肾就觉得是性功能不好了，都觉得一定是因为色欲过盛弄得肾虚了，其实这是狭义地理解了中医的"肾"了。中医的"肾"既包括生殖功能，还包括能量代谢，还包括神经系统。

中医还说"肾生髓"，而"脑为髓海"，如果高强度用脑，就会使髓海空虚，肾就要为此加班工作，也就会被累虚。因此，"肾虚"，特别是肾阴虚，经常发生在用脑过度的人身上，和前面说的心事重的人容易"上火"、阴虚是一个道理。

我们常看到电影里有这样的镜头：一个领导干部，熬夜写了一夜文章或者是修改了一夜的改革方案，黎明的时候会站起身，迎着旭日深出一口气，而且会用手捶捶腰……这个场景虽被用俗了，但是符合医学原理。这个时候他们肯定会腰疼，细问的话应该是空空的酸疼，这种疼和椅子、坐姿没什么关系，不是腰椎间盘突出的问题，而是他们因为用脑过度肾虚了。有这种腰疼的人一般都喜欢用手按着，喜欢热敷，这都是肾虚的标志。这种劳心用脑的情况如果持续，这个人不久就会出现阴虚问题，正好是"六味地黄丸"的适应人群。

六味地黄丸能治疗的阴虚程度是比较轻的，在它的基础上，还有两个中成药大补阴丸和左归丸。前者里面有知母、黄柏来清热，又加了龟板，这个药针对的是火很旺的状态，以降火为先了。适合吃这种药的人一般有足跟疼，甚至一睡觉就出盗汗，手脚心都发热，心情、身体烦热的现象，舌头也红而瘦，人也会相对地瘦，而且这种瘦是发干的。总之适合服用六味地黄丸的人要有明显的虚火症状，因为大补阴丸是清热在先，滋阴在后，清热力量很大。

至于左归丸，则是一点清热的药物都没有了，纯粹是补肾阴的药。如果你腰酸腿软得很厉害，而且还有头晕目眩，且舌面是很光的，但是又不像大补阴丸的适应人群那么有烦热的现象，就可以考虑以补阴为主，清热为辅，这个时候就适合吃左归丸。

·服用方法·

这个药有蜜丸和水丸两种，如果没有糖尿病问题，吃蜜丸更好。因为中医讲，丸者缓也，意思是蜜丸的作用缓慢而持久，慢性病适合服用蜜丸。一般是一天两次，一次 1 ~ 2 丸，空腹服用最好。

服用的时候可能会出现胃口不好的现象，看看舌苔也有腻的倾向，这个时候可以减少用量或者配合服用一点二陈丸，能减少补药带来的滋腻问题。

如果有糖尿病，可以选择水丸，因为水丸是不含糖的。

作用类似的中成药

❧ 杞菊地黄丸

杞菊地黄丸是在六味地黄丸的基础上加了枸杞和菊花，是肾阴虚殃及肝阴也虚了的时候的用药。中医讲，"肝开窍于目"，"肾精液上注于目"，肝肾阴虚的时候，眼睛就要干涩，看东西就会不清楚，特别是不能长时间看东西，时间长了眼睛就发涨，觉得很累，而且还怕光，所以要用入肝经能明目的药。

还有一种药更有针对性，叫明目地黄丸，它是在六味地黄丸的基础上又加了石决明、白蒺藜等。针对眼睛的问题，比如干燥性角膜炎、老年性泪腺萎缩、白内障早期等都可以使用。

❧ 麦味地黄丸

麦味地黄丸是在六味地黄丸的基础上加了麦冬和五味子。麦冬是用来增加滋阴功能的，五味子是收敛的，这两种药如果和人参配，就是著名的生脉饮，现在已经有输液剂型，救治休克的时候可以用，可见其补益的力量。人参是补气的，另外两味药是防止精华进一步散失的，因此用了这两味药的麦味地黄丸也称"八仙长寿丸"，因为它的保养性质比其他几种地黄丸都要明显。年岁大了的人，或者大病初愈的人，体质很虚，走路就喘，而且往往是气阴双虚，就可以用麦味地黄丸来调养了。

🌱 知柏地黄丸

知柏地黄丸比其他几种地黄丸有更加明确的方向性，虚火比前几种适应证要明显。适合吃它的人会感到头目昏眩，耳鸣耳聋，手脚心、胸口觉得发热，腰膝酸痛，男人有遗精，女人有潮热，而且两颧发红、发热，也会牙痛，但这种牙痛不是因为发炎，只是莫名其妙地疼，咬东西牙根没劲儿。

知柏地黄丸是"地黄丸"系列里清虚火作用最强的一个，因为知母和黄柏的苦寒特点，用起来也比其他几种地黄丸要谨慎。首先要注意的是，这种人的舌头一定是很红的，而且舌头的根部没有苔，因为舌根是属肾的，舌根无苔就是典型的肾阴虚的虚热。

🌱 耳聋左慈丸

耳聋左慈丸虽然在方名中没有"地黄丸"的字样，但实际上是在六味地黄丸的基础上加了磁石和柴胡之后组成的，是专门治疗耳聋耳鸣的中成药。

耳聋耳鸣有很多原因，有肝火的时候会耳鸣耳聋，气虚的时候也会出现。但耳聋左慈丸治疗的耳聋耳鸣，是肾阴虚引起的。它的耳鸣是细细的，像蝉鸣一样的声音，而肝火的耳鸣是轰轰的过火车一样的声音，从耳鸣的声音性质上可以辨别二者的区别。

耳聋左慈丸适应的耳鸣，除了声音细之外，人也有明显的阴虚，比如头晕目眩、身体偏瘦。而肝火引起的耳鸣，那种人火气很大，脾气急躁，舌头红的同时舌苔可以黄厚，他的耳鸣耳聋可能是因为突然生了一次气，发了一次火之后发作的，很多神经性耳聋都有这个诱因，有明显的肝火旺征象。而肾阴虚的耳鸣耳聋，往往在体质很弱的时候，以缓慢的形式出现，不会像肝火引起的耳聋那样来势汹汹。

养阴清肺丸
很好喝的"皮肤保湿剂"

最早出处：清代《重楼玉钥》

使用时间：170年

主要成分：地黄、玄参、麦冬、白芍、川贝母、牡丹皮、薄荷、
甘草

整体药性：凉

功能主治：养阴润燥，清肺利咽。用于咽喉干燥疼痛，干咳少
痰，痰中带血

典型征象：干咳无痰

这个方子最初是用来治"白喉"的，白喉在过去是一种可以危及
生命的危重传染病，病人会因为窒息而死亡。一个能治疗白喉的方子
一定是药力峻猛的，怎么可以普及使用？事实上，无论是看似可怕的
白喉，还是普通的咳嗽，只要疾病的原理相同，完全可以用同一种方

子治疗，这就是中医的特点。

很多人问我中医和西医的区别，其实主要是治疗的目标不一样，中医治的是人，西医治的是病。所以，虽然艾滋病是新发现的疾病，创立古代名方的医家们谁也没见过，但用中药治疗却能见效，因为中医治的是得了艾滋病的人，而不是艾滋病毒。疾病可以是新的，病毒可以变异，但人却不变，中医就是这种"以不变应万变"的方式，很从容地服务了中国人几千年，这也是其智慧所在。

具体到养阴清肺丸，如果做药物，可以治疗干燥季节的上到白喉，下到咳嗽感冒；如果做保健品，在干燥季节，别等咳嗽发生，稍微吃一点这个药，也可缓解干燥乃至避免干燥带来的疾病，甚至使皮肤的干燥都能捎带解决，是一种口服的"皮肤保湿剂"，因为"肺开窍于皮毛"。这个药很甘甜清凉，特别是在干燥的春天，暖气很热、嗓子很干的时候吃它，你就知道什么是沁人心脾的感觉了。

肺是五脏中最娇气的

中医给五脏一一作了评价，其中"肺为娇脏"，意思是说肺非常娇气，其娇气在哪里？其中重要的一点就是肺是喜润怕燥的，因为肺在五行中属金，和属木的肝不同，肺具备了金的特点，娇而脆，是经不起燥的。

张介宾在《类经》中写道："肺属金，为阳中之少阴，故曰牝脏。"牝是雌性的，相对雄性是属于阴的，在五脏之中，肺和肝、心一样，都是属于阴的，是阴的就比属阳的娇气。肺又位于五脏的最上端，外界的邪气首先影响的就是肺，所以燥这个阳性之邪对肺的损伤可想而知。因此，看看古往今来对于肺的治疗名方，几乎都带着水字或者水意，像"养阴清肺""百合固金汤""琼玉膏""玉液汤"都包含滋润之意，就是为了减少燥对肺的伤害。

人之所以怕燥，是因为燥最容易引起"上火"，所谓"燥热"就是这个意思。燥就是缺水，缺水自然容易上火，所以在一定程度上，润燥就是"去火"。因此，这个养阴清肺丸也在一定程度上是柔和的"去火"药，不管是肺炎、气管炎、扁桃体炎、咽炎，只要有咳嗽，但是没痰，或者咳不出来，为了咳出痰，把胸口都咳得生疼，即便有痰也是很少的白痰，不容易吐出来，再自己看看舌头，肯定也变得发干，缺少津液了，这个时候就是感染了燥邪了。这个燥表现在肺就是肺炎，表现在扁桃体就是扁桃体炎，但内里的机制都是燥，所以吃养阴清肺丸不会错。

需要注意的是，咳嗽但没有痰的时候有两种可能，一种是感冒初期，浑身发紧、怕冷，一点汗都没有，就像我说过的受了风寒之后的"风寒束表"，肺气被寒气闭住了，束缚住了，肺气不宣所以咳嗽才咳不痛快，痰也难咳出。这个时候，先不要吃养阴清肺丸，而要吃通宣理肺丸，这个药的作用类似感冒清热冲剂，都能把被寒邪束缚的肺气给散出去，出点汗，肺气就开了，咳嗽吐痰也就痛快了。

但是感冒清热冲剂不能治咳嗽，通宣理肺丸却能兼顾肺气被束缚的咳嗽，因为其中有又能解表又能润肺的杏仁之类。在感冒初期吃，能及时把风寒散出去，表散得越彻底，以后遗留咳嗽、流鼻涕的问题越少。

养阴清肺丸没有解表的能力，所以最适合用于虽然身上感冒的劲儿过去了，但咳嗽却开始了，而且干咳无痰的人。如果除了干咳，嗓子还红肿得厉害，自己也觉得火很大，那就再配点双黄连口服液，在润燥的基础上清热，这两个药配合使用，在春天的时候，天气转暖了，但久旱无雨，或者是秋天，暖气提前开了，一进屋就觉得燥热难耐，都可以吃。其实，中医治燥是有春秋之分的，春天一般是"温燥"，秋天一般是"凉燥"。但现在供暖条件这么好，一年四季室内的温度都可以控制着变化不大，所以秋冬季也会兼顾清热去火，在感冒药里配双黄连口服液或者养阴清肺丸，都已经成了一年四季的常规。

能喝的"皮肤保湿剂"

春秋季节，另一个让人头痛的是皮肤的干燥。

人体任何细胞的任何生理功能，都必须在水的环境中进行，没有水，再好的营养也无从吸收、无从利用，包括皮肤细胞。所以在皮肤科医生眼里，美容最关键的一点不是美白、不是抗皱，而是保湿，因为保湿使细胞含水，是其他美容效果产生的基础，在干燥的季节尤其如此。

说到保湿，先要喝水，这可能是很多医生强调过多次的，而且喝水不能以渴不渴为标准。人感到渴，想喝水的时候，其实已经到了一定的脱水程度，因为只有到了脱水程度，细胞因为脱水导致的高渗透压状态才会传达给大脑，才会产生渴的感受。但是，这个时候，身体里的水分已经从不重要的器官，向重要的器官转移以保诸如心脑之类关键器官的生理功能，皮肤显然是相对次要的，所以皮肤里面的水分在你感到渴的时候已经"奉献"给心脑了，皮肤已经处于缺水状态。因此，最好的保湿首先是喝水，一个判断自己是不是缺水的最好办法就是，观察小便的颜色，只要颜色发黄了，就说明缺水了，只有小便的颜色是清亮的时候，你的身体才是被水滋润的时候。所以，喝水是需要按量喝的，按身体指标喝的，而不是按口渴的程度喝，否则，再好的化妆品也无法让你没有皱纹、没有斑点的梦想成为现实。

除了喝水，中药的滋阴润燥也非常管用，比如养阴清肺丸，其中具备滋润作用的药物主要是入肺经的。我们知道，"肺与皮毛相表里"，肺部的状况可以在皮肤上直接反映出来，关照肺也就是关照了皮肤。

曾经有个很漂亮的女士，才 30 多岁，莫名其妙地皮肤发痒，在几家医院查了多次都没发现问题，最后遇到的医生说，拍个胸片吧，结果一看是肺癌！大家这才想起，皮肤的问题早就反映了她肺的情况，"肺与皮毛相表里"嘛！她的皮肤瘙痒，其实是肺中异常的显示。因此，润肺药的效果自然也能显现在皮肤上。

抹在脸上的营养很少能被皮肤吸收

很多人为了让自己的皮肤保湿、无皱，把各种能吃的、有营养的东西都敷在脸上，从牛奶、蜂蜜到各种水果，现在好像还有专门的"胶原蛋白"做的面膜了。事实上，皮肤的最主要功能是屏障，而不是吸收，否则你去游泳回来人就被泡发了。既然是屏障，能透过皮肤被吸收的营养物质就非常有限，比如"胶原蛋白"。"胶原蛋白"的分子很大，根本不可能透过皮肤被吸收，所以把它敷在脸上不可能除皱，最大的效果是在去除这种面膜时把皮肤中的脏东西粘带下去，说到底不过是种清洁作用。至于口服胶原蛋白是不是能补到皮肤里就更难说了，因为吃进去的胶原蛋白和其他蛋白一样，都先要被身体分解为氨基酸，然后根据身体的需要重新组合成不同的蛋白质，是不是组成"胶原蛋白"还另当别论。更何况，身体的很多组织都含有"胶原蛋白"，如骨头、韧带，当然还有皮肤，绝对不可能只输送给皮肤，那只是你的心愿而已。所以，胶原蛋白面膜与其说是敷在脸上，不如说是敷在心里，只是个心理安慰而已。

水果中的营养成分虽然不少，比如能使皮肤变白的维生素C，但它是水溶性的，而能被皮肤吸收的一定要是脂溶性的，化妆品中能吸收的维生素C都是通过特殊工艺，使其形成"油包水"的状态来帮助维生素C吸收。因此，单纯地把水果贴在脸上，是不可能使其中的维生素C如你希望的那样被吸收的，最多能达到的是局部保湿作用。凡此种种都提示我们，通过外在的方法保养皮肤，效果是有限的，真的好皮肤还是吃出来的。

养阴清肺丸里使用的药物很平和，其中的贝母、薄荷、麦冬都是常用的食疗、药茶成分。比如，用贝母和梨一起蒸，用川贝母更好，每次10～15克，虽然价钱贵一点，但润燥化痰效果好。把梨核掏掉后，贝母放在其中，如果没有糖尿病，放点冰糖一起在蒸锅里蒸熟，梨与贝母一起吃，对燥而导致痰液变黏的咳嗽很管用。麦冬和乌梅泡水可以治疗阴虚导致的口渴，薄荷泡茶可以清肺热也能疏肝……这些平和的药物配合在一起，也就使养阴清肺丸本身的性质平和而可以常用，未必要等到咳嗽起来，扁桃体开始发炎。只要进入干燥季节，或者你的居住环境很干燥，养阴清肺丸对咳嗽或者皮肤干燥的预防作用比治疗意义要大。

干燥季节的"保湿梯队"

特别给大家推荐一个干燥季节的"保湿梯队"：银耳羹—蜂蜜—养阴清肺糖浆（丸），如果是丸的话，可以用温水溶化了喝，感觉更好。

银耳用凉水泡三四个小时，加几枚莲子，一把糯米，放入沙锅中文火炖。银耳和莲子都入脾肺经，都有补脾阴肺阴的作用，糯米也是白色的，也入肺经。我们都知道南方人比北方人皮肤好，和他们长年吃米有直接关系，某种程度上，是通过常年补肺而润肤的。春天最容易伤肺，所以春暖花开时就应该开始把这个零食纳入你的生活了，每天早上吃一碗这样煮出来的银耳羹，等于给进入干燥的季节一个基础准备。

接下来要补的是蜂蜜，蜂蜜也是润燥的，喝的时候加柠檬或者加乌梅，它们都是酸性的，中医讲"酸甘化阴"，和蜂蜜一起可以增加身体在干燥季节急需的阴液。

如果干燥还在加剧，而且有向疾病转化的趋势，这就可以吃养阴清肺丸了。很多学中医的人，一到春天就准备好了这个药，特别是在北方，觉得干燥了就喝一点，在一定程度上是给自己的肺和皮肤随时增加"保湿剂"，也同时避免了干燥引起的呼吸系统问题，因为呼吸系统一旦缺水也给呼吸系统的功能损伤提供了机会。

·服用方法·

如果是养阴清肺丸，一般是一次两丸，一天两次。现在做成糖浆或口服液的比较多，可以适当加量，一般情况下，应该在一天内喝完一瓶糖浆才能有效果，可以不拘时候，将糖浆溶化在水里，一整天都喝这种水，使药效持续。

如果你本身没有脾胃虚弱的问题，热象又比较明显，可以将糖浆事先放在冰箱里冰一冰再吃，清热的作用会加大。

作用类似的中成药

川贝枇杷露

这个药的保健作用优于治疗作用，真要是咳嗽起来，只靠它是无法解决的，所以这是一个应该在干燥季节就开始吃的保养药，是个"准治疗药"。

鲜竹沥水

这个药也是治疗干咳无痰的，这个无痰是因为痰多化火之后把痰浓缩了，所以难咳出，有点像现在西药里面稀释痰液的药物的作用，但和川贝枇杷露一样，也是咳嗽时的辅助药而已。

羚羊清肺丸

一看是清肺就知道有肺热了。肺热的表现是咳嗽、痰黄、嗓子疼、发热，舌头也是红的，舌苔也会发黄，是感冒"成真"，燥热化火的阶段，扁桃体炎或气管炎都可能出现，只要这个人不是年老体衰得厉害，可以用这个药。它的清热作用比较大，为了去肺热也加了大黄以通便，所以不能像养阴清肺丸一样作为保养药吃，而是吃到烧退了，咳嗽减轻，痰也不黄了就停止，因为其中寒性药物力量大，所以也遵从去火药"中病即止，不必尽剂"的准则。

二母宁嗽丸

这个药比养阴清肺丸多了知母、石膏、栀子（炒）、黄芩、枳实。首先是清热的力量加强了，治疗的咳嗽肯定是黄痰，而且很浓，不容易咳出来，而且嗓子也会疼，有扁桃体发炎化脓的可能，所以热象很明显。这个药里面还用了枳实，也是要通过通便使肺热消去。这个药适合气管炎之类的上呼吸道感染没控制住的时候，但退烧作用不如羚羊清肺丸，更加针对的是热性的咳嗽、上呼吸道感染。

止咳橘红丸

这个药物的配伍相对复杂，主要针对的是慢性支气管炎、咳嗽痰多，俗话说是"呼噜带喘的"，但不是急性期，要让病人在没有发热的情况下服用，因为它的作用重在化痰止咳，没有退烧能力。虽然药性也偏寒凉，但远没有羚羊清肺丸的清热作用那么厉害，比较适合老年人的慢性咳嗽。

蛇胆川贝液

这个药中蛇胆占15%，贝母占50%，清热和润燥化痰兼顾了。只要是急慢性支气管炎导致的咳嗽、干咳、声音沙哑、咽干、喉痒之类的热象，都可以用，但效果不如传统的丸剂。

对物质丰富、营养过盛的现代人来说，真的属于虚损，属于营养不良的人为数甚少，更多的疾病发端于功能失调，营养失衡，用中医的话说就是"滞""郁""瘀"。因此，和讨人喜欢的补养药相比，攻补兼施，具备调养而不是单纯补养作用的药物的使用就更加广泛。如果没有脏腑功能的和谐，气道血脉的通畅，再多的营养精微也无法抵达身体最需要的地方，再昂贵的补药也很难让身体领情、受用，因此为了达到保养效果，调养时常要在补养之上，一如中医攻邪派鼻祖张从正所说："不补之中有真补存焉。"

第三章
八类调养上品

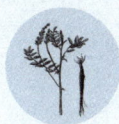

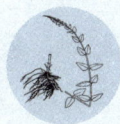

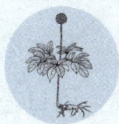

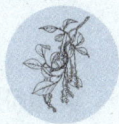

二陈丸
给胃肠去污的"清道夫"

最早出处： 宋代《太平惠民和剂局方》

使用时间： 930年

主要成分： 陈皮、半夏、茯苓、甘草

整体药性： 温

功能主治： 燥湿化痰，理气和胃，用于痰湿停滞导致的咳嗽痰
多，胸脘胀闷，恶心呕吐

典型征象： 胃口差，舌苔腻

　　别小看这个用上了橘皮的小方子，虽然看着像祛痰、助消化的药，但后来很多怪病用的药，都是在它的基础上完善起来的，甚至包括什么药都治不好的失眠。

　　这个方子的真正缘起还要往前推到《黄帝内经》,《灵枢·邪客》篇里就记载了一个半夏汤"厥气客于五脏六腑"，阳气"不得入于阴"、

"目不瞑"者，"饮以半夏汤一剂，阴阳已通，其卧立至"，"此所谓决渎壅塞，经络大通，阴阳和得者也"。

方子就秫米、半夏两味，却可以很神奇地使不能入睡的人迅速入睡，算是治疗怪病的最早范例了，而二陈丸就是在《灵枢》用半夏的基础上创立的。

中医所谓的"痰湿"，就是没排出去的代谢废物，它是很多疾病发生的诱因和基础。往小了说，二陈丸可以给胃肠做"清道夫"，清除停留在胃肠的痰湿、积滞，往大了说可以治怪病，甚至可以用它来治失眠。其实原理是一样的，都是通过祛除痰湿而起效的，所以，适合吃二陈丸的人一般都有胃口差、舌苔腻的痰湿特点，借助陈皮和半夏化痰去湿，帮他们达到"吃嘛嘛香，躺下就着"的境界。

吃补药前先用二陈丸清肠胃

现在很多人都知道吃补药，南方人还讲究吃"膏方"，就是把一个适合自己体质的大方子熬成膏，以补益药为多。在立秋之后，每天吃几勺，通过吃一个冬天的补膏可以把身体调养好，所谓"秋冬进补，开春打虎"，借此提高体力。之所以总是想方设法地补，一个是生活好了，想锦上添花，另一个原因是现在人总觉得疲劳，觉得自己欠补。但无论哪个原因，吃补药前如果你的舌苔是腻的，那就算是体质已经虚弱到走路都喘，夜里总出虚汗的程度，也一定要先用药物"开路"，清理"内环境"，否则肯定欲速不达，变生新病，因为体内有痰湿，这个时候就需要吃二陈丸了。

　　舌苔可以很准确地反映消化系统的功能和状态，舌苔腻预示着体内有痰湿，胃肠里面不干净，有这些"脏东西"留存在身体里，吃什么营养也吸收不了。更何况，补药中甘味的居多，比如阿胶、熟地黄、山茱萸都是补血的，但是很滋腻，本身就比其他药物难以消化吸收，即便是平时胃口好的人，吃了这种药物之后，胃口都会被滞住，食欲变差。如果这时候你身体里原来还有痰湿，消化起甘温药物就更难了，结果往往得出结论说自己"虚不受补"，不能吃补药。其实，不是不受补，而是不会补，补的不是时候。

　　遇到这种舌苔，要先吃两三天二陈丸，因为这个药中的陈皮是向上散气的，半夏、茯苓是向下降气的，这么一来，中医说的气机就顺畅了，通调了，脏腑的功能就能正常。一般情况下，吃了两三天之后舌苔会干净一点，但不会一点苔都没有，而是会变成一种薄薄的白苔，这是有胃气的正常舌苔（一点苔都没有的"镜面舌"是胃气阴双虚的标志），这个时候就可以开始吃补药了。

　　平时如果发现自己舌苔很腻了，虽然此时没有马上出现其他症状，但还是继续饮酒，吃油腻、甜的、黏的食物，很快会出现胃口变坏，嘴里有臭味，甚至身体发沉的状况，如果是男性，还可能有阴囊瘙痒，湿疹等症状，都是湿热引起的。因为痰湿积滞久了可以化热，如果早一点吃二陈丸是可以防微杜渐的，特别是在现在这个食物极为丰富的时代。

　　有的人为了吃补药而吃二陈丸开路，结果居然发现几包二陈丸吃过之后身体就已经不那么疲劳，身体不那么发沉了，可是他还没吃补药呢。这种情况一出现就说明他原本就不虚，他的疲劳也好，身体发沉也好，其实就是痰湿导致的。因为中医说的湿，性质是黏滞、重坠，身体里有湿的人，总会感到身体发沉，如果是因为湿邪导致的头痛，也是觉得头发蒙、发沉，好像有块湿布裹住了一样。

为什么人在夏天，特别是七、八月份的时候，容易犯困，下午尤其提不起精神？就是因为这个季节是中医的"长夏"，是湿气最重的季节，下午阳气渐弱，湿气更要作乱，侵犯人身，所以即便是正常人也会觉得周身沉重，昏昏沉沉的。这个时候人如果感冒，往往要夹带着湿，也因此很难好，不像冬天着凉，出点汗就解决了。长夏的感冒，在很长时间里身体都会感到很沉，就是因为受了湿邪。

这个时候，医生一般会开藿香正气水，这个药里面就包含二陈丸，感冒好了身体也就轻快了，这个原理和吃二陈丸开路时获得了补药一样的意外收获是一致的。

由此也可以看出，不是所有自我感觉的虚弱、无力、困乏，都是气虚血虚，还可能是被湿邪缠上了。这种情况下，如果不是先吃了二陈丸，而是直接就吃了阿胶之类的补药，人只会感到疲劳加重，虚弱加重，而且病也更复杂了，由原来的单纯的虚，变成虚实夹杂了。

舌苔白腻和舌苔黄腻，用药性质不同

舌苔在腻的时候还有偏白、偏黄的不同：腻而偏白是寒湿，腻而偏黄是湿热。治疗起来也是不同的：前者要用温的药物去燥湿，后者要用苦寒的药物去清利。

寒湿可以用二陈丸加三子养亲丸。三子养亲丸是由三子养亲汤衍化过来的，现在在药店也能买到。这个药过去是开给那些消化不好的老年人，吃多了，食积住了，结果痰多，坐在那里就呼噜带喘，"亲"是双亲的意思。这三个"子"分别是萝卜子、芥菜子、苏子，这三个子都是性质偏温的，因为只有偏温的药物才能胜湿，才能把寒湿给蒸化出去。除了老年人之外，这个药很适合那些舌苔白腻的胖子，他们往往属于寒湿体质，别看胖，但胖反倒容易阳虚，而且已经虚到了和老年人一样的地步。

中医讲的阳气就是功能，阳气虚的时候各方面功能都会下降，其中主要的就是代谢功能的下降，没代谢出去的脂肪停在身上就是肥肉，停在肚子里就成了高血脂、高血糖。无论是胖，还是肚子里需要清除的"脏东西"，都需要通过功能的提高，也就是阳气的振作而驱邪外出。所以，中医减肥，最正宗的办法不是泻肚，而是壮阳；不是吃泻药，而是吃补药。这个三子养亲丸具备的温性也包含了一种补阳的含义，只是除了用其温性去补阳，还借助了三个"子"的除痰化湿作用。

如果舌苔是黄腻的，就说明是湿热，这时就不能用补药了，而要用清热祛湿的办法，要用二陈丸配合二妙丸。二妙丸这个中成药，其实是金元时期朱丹溪创制的方子，一直沿用至今，现在在药店就可以买到。这个药里面就有黄柏和苍术两味，前面说的因为湿热引起的男性的阴囊湿疹、瘙痒，女性白带黄、臭，泌尿系统感染都可以用它治疗。这两种药都是治疗下部湿热的，即便没有上述这几个症状，但小便黄，也可以吃，吃它是为了给湿热之邪以出路。

如果湿热很明显，在同时服用这两种药的时候，还可以再配合薏米红豆粥。薏米和红豆也是利湿的，很多利湿方子都有薏米，但是加在汤药里的薏米不能超过 50 克，再多熬起来就要煳锅了，但是熬粥的时候就可以多加了，甚至可以在湿重的时候每日都喝这种粥，比放在汤药里效力更集中。用薏米红豆粥配合前面两种药物，去湿的效果更好一点，因为可以利水的红豆和薏米也等于给湿邪辟了一条出路。

橘子皮加半夏能让你沾枕头就睡着

"半夏汤"的最早方解中说它可以治疗"目不瞑"，就是失眠。"饮以半夏汤一剂，阴阳已通，其卧立至"，意思是：喝了很快就有效果，所谓"沾枕头就着"。很多长期失眠的人，也曾四处求医，用了西药安眠药，也用了中药安神药，还是睡不着，后来居然用简单的橘子皮，就是陈皮，加半夏就给治好了！这不奇怪，靠的就是它们的开合气机的作用，前面我说了，陈皮是往上散气的，半夏是往下降气的。

人为什么能入睡？按照易卦的说法，日入地为"明夷"，"明"是光明，"夷"是伤的意思，明伤了就晦暗了，入夜的时候是晦暗的时候，就是"明夷"，这个时候人是要睡觉的。

具体到"明夷"这个卦的结构，是"坤"上"离"下，具体到五脏，就是属于"坤土"的脾气要是升上去，属于"离"的心火要降下来，这样才能到达"明夷"状态，人才能进入睡眠。

在脾土降和心火升的过程中，必须有一个通道作为其交通的保证，能化痰湿的陈皮和半夏，又具备一升一降的作用，就提供了这种通道的保证。因此，虽然这二陈丸里没有安神、镇静的成分，但它保证了上下气机的开合、交通，这也是在最早的《内经》中，就明确点出半夏汤能治"目不瞑"的原因了。

汉代的医圣张仲景有个名方"半夏泻心汤"，对《伤寒论》有研究的中医，经常用它治疗失眠，而且是那种不容易入睡的失眠。半夏泻心汤除了包含二陈丸，还有黄连、黄芩、人参、干姜、大枣。黄芩、黄连就是入心的，可以降离火；人参、干姜、大枣是入脾经的，可以升坤土，两组药物在半夏、陈皮的帮助下一会合，人就睡着了。

但是，遗憾的是，并不是所有知道"半夏泻心汤"的人都能把它运用到失眠上，即便用了，也是以为这个方子解决了胃肠积滞问题。中医讲"胃不和则卧不安"，很多人只是机械地把这句话理解为胃不舒服的时候睡不着，但你去问那些被"半夏泻心汤"治好了失眠的人，他们很少有胃里不舒服的表述。这里的"胃不和"，实际上指的是脾胃之气，也就是脾土没有升上去，没能造成"明夷"状态，所以难入睡。

·服用方法·

你能买到的二陈丸主要是水丸，最好是空腹吃，便于吸收。可以是早上起来或者是两顿饭之间吃，一天吃两次，如果舌苔腻很严重，胃口也很差的，可以每天吃三次。还可以配合酵母片一起吃，每次加酵母片三五片，酵母片是助消化的，所以也可以使舌苔的腻尽快减退。

作用类似的中成药

❤ 香砂平胃散

原来胃肠没毛病，脾胃很壮实，只是因为吃油腻的食物的同时喝了冰水，比如把烤鸭或者涮羊肉和冰激凌一起吃了。结果回来就开始胃不舒服，呕吐腹泻，或者根本吐不出来，只觉得吃的东西全堵在胃里，胃那个地方好像"板结"了；好几天一点食欲都没有，甚至闻到食物的味道就恶心，这就是典型的寒湿阻滞了。

和二陈丸相比，这个药物的燥湿行气的力量更大一些，可以帮助那些脾胃不虚弱，只是一次吃坏了胃口的人的胃肠系统运动起来，把滞留的东西排出去。

还有一种中成药叫香砂养胃散，虽然就一个字的区别，但"养胃"比"平胃"补的作用要大。因为其中有白术，更适合原来就脾虚，消化功能弱，结果又吃了不消化的食物的人。用香砂养胃散可以一边助推留在肚子里的"脏东西"，一边补补被损伤的胃气。

这两种药虽然都是中成药里的"胃动力药"，但"平胃"助推的是本来不弱的胃气，"养胃"养的是脾胃本身就是薄弱环节的人。

❤ 藿香正气水

这个药大家都知道是祛暑的药，总觉得只是夏天吃，一般说是"胃肠型感冒"。其实，在娴熟的中医手里，这个药四季都可以用，只要舌苔很腻很厚就可以吃。藿香正气水比藿香正气胶囊的效果要好，因为"正气水"是用乙醇提取的，里面有酒，而酒是温性的，可以帮助蒸化、驱除寒湿。

一般情况下，夏天中暑，觉得恶心而且还有点发热的时候，这个药最适合。但有的时候，只是胃口很差，没有发热，也可以照常吃。你会发现，吃了两天之后舌苔变薄了，胃口也好了。还有的时候，只是感冒发热，或者扁桃体化脓，吃消炎药之后嗓子好了，但舌苔是很腻的，这个时候人肯定不喜欢吃东西，"藿香正气水"还可以用，即便是冬天也没问题。因为它可以去内湿，内湿不去，就要把脏东西留在体内了，逐渐地会化热，很多人的"上火"问题其实就是从湿没清出去转化而来的。

藿香正气水内服可以清除内湿，外用还可以去外湿。比如夏天的湿疹、痱子，或者夏季皮疹，一到夏天就开始起，秋风一起就下去了，究其原因全是湿邪导致的。如果是成年人，可以在服用二陈丸加二妙丸的同时，把藿香正气水倒入洗澡水里，或者洗完澡之后用它擦在有皮疹的地方，等其自然吸收。过去有说法叫"外科不治癣"，是说皮肤病很难治，其中原因就和湿邪的纠缠有关。湿除了重着（性质里带湿的病症会使人感到身体沉重）之外，还有一个特点是黏腻，就是缠着你很难迅速痊愈，皮肤的湿性疾病尤其如此。而藿香正气水的清利湿热的本事，远比其他专门的皮肤科用药要有效。

五苓散
让老人口不渴，让女人脸紧致

最早出处：东汉《伤寒论》

使用时间：1800年

主要成分：泽泻、猪苓、茯苓、白术、桂枝

整体药性：温

功能主治：利水渗湿，温阳化气。用于膀胱气化不利，水湿内聚引起的小便不利，水肿腹胀，呕逆泄泻，渴不思饮

典型征象：面容臃肿，小便过多或者过少，想喝水，更喜喝热水

这个药很简单，仅有猪苓、泽泻、白术、茯苓、桂枝五味药。现在去药店就能买到，价格也不贵，因为其中没有值钱的药。但是，如果你按中成药上的说明书使用这个药，肯定就埋没了这个经方的精华，因为说明书上只写着：用于膀胱气化不利，水湿内聚引起的小便不利，水肿腹胀，呕逆泄泻，渴不思饮。看上去就是个能治口渴的利尿药。

但口渴的人，怎么还要利尿呢？尿多了不得更渴了吗？换过来也是，既然肚子里的水已经多到了腹胀的程度，为什么还会渴？

能否解释清楚这个道理是考察一个中医医生水平的关键。在中医古代名方中，有几个方子是"试金石"，五苓散就是其中一个。很多难治的、奇怪的病都是用它治好的，具备这种能力的医生才吃透了中医的真谛、名方的真谛。

奇了，"尿崩症"的女人被利尿药治好了

我的一个研究《伤寒论》的同学，到非洲去做艾滋病的中药研究。当地缺医少药，中国的医生都得是全科的，什么病都得看。有一天，来了个非洲胖女人，她得了"尿崩症"，每天得去几十次厕所，而且每次小便量都不少。按照西医学的理论，"尿崩症"是因为大脑的垂体出了问题，治起来是个棘手的事。如果在中医，一般的医生都要用酸敛的办法止尿了，所以她也吃过用金樱子、覆盆子组成的药，也吃过五子衍宗丸，这些药都是中医用来治遗尿的。"覆盆子"，顾名思义，吃了这个药尿盆就可以扣过去不用了，但是对这个胖女人无效。

"尿崩症"人的小便，比重比正常人的轻，好像气虚人的出血，血色是很淡的，很显然都是虚的，得补。所以仅仅是收涩的药显然是不够的了。

我这个同学就给她开了五苓散。旁边的人一看方子都吓了一跳：还敢用利尿药？现在都已经一天几十次小便了，吃了猪苓、茯苓、泽泻之类的利尿药，还能站得起来？但是，这个病人吃了两天之后，小便就真

的少了。众人很惊奇，谁也没想到利尿药居然把尿给止住了！

其实，这就是张仲景"五苓散"的精华所在！其中除了利尿药之外，还有一个桂枝，桂枝是做什么的？就是温通阳气的，这个人之所以喝多少尿多少，就是因为没有阳气去蒸化水液，所以一边是水液原封不动地尿出去，一边是怎么喝水也解不了的口渴，喝进去的水根本没被身体所用。

用利尿的茯苓、猪苓、泽泻，是为了去除喝了过多的、又排不出去的水，这些水停在体内时可以抑制阳气的生发。有的人感冒了，或者尿路感染了，知道多喝水。结果感冒或者感染倒是好了，但胃却喝坏了，总觉得有水汪在那儿。这就是因为过多的水液折伤了阳气，用桂枝就是为了帮助补助和保护阳气，阳气恢复了，就能蒸化水液了。

在自然界，水蒸化就成了云，在人体，水蒸化了就可以滋润全身，或者说为全身所用，渴也就止住了。

但是，如果你的小便不利是尿的时候疼，小便也发红，一般就是"急性泌尿系感染"。如果用五苓散，那就吃反了，因为其中的桂枝是热的，"急性尿路感染"在中医里属于"上火"，应该吃去心火的药，比如"导赤散""八正散"，心火一去，小便就不红了，尿的时候也不疼了。而五苓散治疗的小便不利，是虽然尿的时候不疼，但根本尿不出去，或者尿个没完，总之是尿的代谢出了问题，用中医的话是"膀胱气化不利"。

夜里都口渴，试试五苓散

我讲课的时候遇到很多老年人问我，他们总是口渴，严重到了夜里睡觉都得在床边放暖壶，因为夜里要被渴醒好几回。

这种情况，我先要嘱咐他们看看是不是血糖有问题，先去查个血糖。现在的糖尿病有时候没有其他症状，就是口渴，很多人会把它误会为天气的干燥而没重视，以致拖延了诊治。或者这个人本身偏瘦，有点阴虚的体质，这种口渴我一般都推荐用麦冬、乌梅泡水。

麦冬味甘，滋肺胃之阴，乌梅是酸的，中医有"酸甘化阴"的理论，就是酸味和甘味的东西配合在一起，可以转为阴液，麦冬、乌梅就能起生津的作用。阴虚的人，或者是春天干燥的时候，这个茶应该是很应季的，因为春天的干燥和秋天的干燥不同。春燥偏热，因为正是一年阳气萌生的阶段，阳气可以助燥，这个时候润燥的药物性质不能温，比如不适合用杏仁、款冬，这两个药治疗秋季干燥比较合适。而麦冬和乌梅是性平甚至偏凉的，正好适合春天。

但是，和我抱怨口渴的老人，往往是喝了麦冬乌梅茶也无效的，他们在渴的同时，看上去体质偏于虚寒，比别人明显地怕冷。按理说，虚寒的人是不喜欢喝水的，只有热性体质或者患热性病的人才会饮水"灭火"以自救。

这种体质虚寒的老人为什么总是想喝水？原因和前面那个"尿崩症"是同样的，不是缺水，而是缺少化水为云、化水为用的阳气，所以才怕冷，所以才喝多少尿多少。不能及时尿出去的水，就停在体内积蓄折伤阳气，阳气越虚，能滋润上焦的津液越少，所以他们才总是觉得渴。

其实，仔细问一下就会发现，他们口渴的时候都是喜欢喝热水的。因为体内阳气不足，本能地想在热水中吸取有限的热量，就这个特点就足以说明他们必须用温热的药助阳，五苓散中的桂枝就起这个作用。

在这本书里我讲到了一个离休干部，高热多日不退，西药的抗生素、中药的清热药都用过了。后来请了个名中医会诊。名医发现这个病人喜欢喝水，而且是喝从暖壶中直接倒出来的开水，就凭这一点，他认定这个病人其实是大寒的，虽然是发热，但内里有寒，所以最后用了比桂枝还热的肉桂，才把高热退了下去。

总是口渴的老年人，往往是因为阳虚无力化水为气才渴的，如果遍求诸方无效的时候，五苓散有独到之处，可以解决阳虚口渴的问题。只是很多中医在遇到口渴问题时，未必能想到阳虚，所以五苓散总是被平庸的医生用成平庸的利尿药，辜负了仲景大师，也少见"尿崩症"治愈那样的奇迹。

五苓散能使女人脸变紧致

现在的女人比她们的祖辈同龄时普遍显得年轻，主要是因为脸上皱纹少了，很多过了四十岁的女人皮肤仍旧是紧绷的、细腻的，这要"感谢"雌激素的滥用。

雌激素有个特点，除了能保证女性的性征之外，还能保持皮肤中的水分，有保水作用，所以青春期的女孩子总是很水灵，因为她们雌激素分泌旺盛，皮肤含水多。老了之后，皮肤首先是长皱纹，也是因为雌激素少了，皮肤水分随之少了。了解了这个特点，很多化妆品中都或多或少地加了雌激素或者是类雌激素的物质，于是现在的女人被抹出了年轻。而我们日常使用的洗涤用品、药物的代谢物也会分解成雌激素的形式，排到环境中就成了"环境雌激素"。这个包围着我们的大环境，是现在美男辈出的原因，也是女性皮肤比她们祖辈好的原因，只是这种泛滥也同样带来了妇科肿瘤的高发。

但是，即便是雌激素延续了皮肤的青春，年过四十的女性，面容总是失之紧致的，线条不可能像年轻时那么清楚、玲珑，为什么？就是因为年过四十之后，代谢会减慢，一种是生理性的减慢，人老了嘛，生机自然不如以前，一种是病理性的。据统计，在四十岁以上的女人中，有 10% 的人是罹患"甲低"的，也就是她们的不紧致可能有"甲状腺功能低下"的问题。

甲状腺素类似"生命兴奋剂"，分泌多的时候，人的代谢和情绪都处于亢奋之中，分泌少了，无论生理还是心理都要抑制、减退。所以"甲亢（甲状腺功能亢奋）"的人虽然吃多喝多，但因为代谢和消耗很大，仍旧身体消瘦；而"甲低（甲状腺功能低下）"的人虽然食欲不振，但因代谢能力降低，水液滞留在体内，人会变胖，或者会出现一种特殊的水肿。和肾炎时一摁一个坑的水肿不同，这种显得很臃肿的水肿，按也未必有凹陷。如果严重了，"甲低"成了事实，这就被称为"黏液性水肿"了，如果没到"甲低"的程度，但代谢明显下降，至少会带来面容胖涨、变形的问题。而且以前如果可以安睡一夜的话，现在要经常起夜了，小便比以前多，而且质地清稀。这个时候，用五苓散就再合适不过了，其中的桂枝可以扶助阳气，增加代谢，使水液蒸化，或者排出去，就是这个原理，能使女人面容变得紧致。

据统计，在被确诊为"甲低"之前，有两年左右的时间，病人是有症状但指标是合格的，因此还处于"亚甲减"状态，如果不及时纠正，两年后就真的可以并入"甲减"的行列中，这个统计一下子就扩大了"甲减"波及的人群。因此，对年过四十的女性来说，五苓散应该是个常用的、调整功能的药物，它的药性相对于其他温补肾阳的药要平和，在帮助女性增加水液代谢的同时，也能避免"甲减"在两年后弄假成真。

中成药说明书　先看"用于"后面的第一句

一个优秀的中医，要有透过现象看本质的能耐，所以中医有"见痰休治痰，见血休治血"的古训。意思是，不要看着表现在外的疾病性状而盲目下药，还要辨别疾病本质到底是寒是热，是实是虚，否则就不能见效。

具体到中成药，虽然是非处方药，在药店就能自己买到，但很多人是不会看说明书的，这就使很多来自经典名方的中成药得不到充分使用，甚至被误用。

按五苓散的说明书描绘的症状，五苓散就是个利尿药，任何人也不敢用在"尿崩症"或者顽固的口渴上。但是，中成药说明书的关键是写在症状前面，或者是"功能主治"后面的第一句话，那是引起各种症状的病因。

五苓散中就写："用于膀胱气化不利，水湿内聚……"很显然，"膀胱气化不利"是小便不利、腹胀等症状的原因。也就是说，无论是口渴还是小便不利，还是腹胀、水肿，只要是"膀胱气化不利"引起的，就可以使用五苓散治疗。只要掌握了这个病因，很多没写在说明书上的症状也可以使用，比如那个非洲女人的"尿崩症"，其实并不在说明书的症状之内，是因为同样是"膀胱气化不利"引起，所以可以大胆地灵活应用。

一般的中成药说明书都有一条"功能主治"，比如羚羊清肺丸，在"功能主治"后面有"用于肺胃热盛，感受时邪"，其后才是："身热头晕，四肢酸懒……""用于"后面的第一句就是疾病的寒热虚实性质。这么一看，就知道羚羊清肺丸是治疗热性感冒的，如果是受凉感冒，肯定不适合吃。如果不知道这个窍门，一看"四肢酸懒"和自己症状正对就吃，可能受寒引起的感冒也用上了清热药，背道而驰了。

再看六味地黄丸。六味地黄丸的"功能主治"后面是"用于肝肾阴虚"，之后才是"头晕耳鸣，腰膝酸软"。如果没注意到"肝肾阴虚"这个关键词，本来应该用龙胆泻肝丸治疗的头晕耳鸣，也可能就选成六味地黄丸了，这样一来性质就完全搞反了。龙胆泻肝丸治疗的肝火旺是实证，它的耳鸣是像过火车一样隆隆的声响，六味地黄丸治疗的肝肾阴虚是虚证，它带来的耳鸣是蝉鸣一样的细声，但这种微小的症状差异一般不会体现在说明书上。所以，最好的、最准确的用药指南，就是盯住"功能主治"那一条中，"用于"之后的第一句话。

· 服用方法 ·

常规应该按照说明书服用，一天 2 次，一次 6 ~ 9 克。如果身体较胖，体重较大，可以稍微增加用量，一天可以服用 3 次。如果只是觉得自己有面部臃肿的问题，想借此改善，可以减少用量，一天服用一两次，一次 6 克就可以。

作用类似的中成药

❤ 胃苓丸

里面除了包含了五苓散之外，还有平胃散的成分：炒苍术、厚朴、陈皮、甘草。

这个药更加针对的是消化系统的问题，比如急性胃肠炎、急性胃炎、食物中毒引起的呕吐、腹泻。因为呕吐、腹泻导致脱水，这个时候还会小便少，而且疾病的性质偏寒，所以一般不喜欢喝水，即便喝也是想喝热水。这个药通过温补脾阳、利尿使大便变干，从而达到止泻的作用。

如果性质是偏热的急性肠胃炎，腹泻的同时会有肛门灼热的感觉，小便黄，舌苔也黄，就应该用葛根芩连丸了。

和五苓散相比，胃苓丸因为兼顾到了脾胃，所以如果是顽固性的口渴，可能效力就没有五苓散效力专一了。

❤ 四苓丸

这个药只比五苓散少一个桂枝，所以温性比五苓散少一点，也是通过利小便达到实大便的目的，治疗的也是伤湿之后的腹泻，因为腹泻而使小便变得很少。这个药由于少用了桂枝，所以不太可能达到五苓散通过温阳使上焦得以滋润的效果，如果是顽固性的口渴，吃四苓散的效果就差一点。

越鞠保和丸
专治气饱了的人们

最早出处： 元末明初《丹溪心法》

使用历史： 700年

主要成分： 栀子（姜制）、六神曲（麸炒）、香附（醋制）、
川芎、苍术、木香、槟榔

整体药性： 平

功能主治： 疏气解郁，和胃消食。用于食积郁滞湿浊内生气
致的胸腹痞闷，脘腹胀痛，嗳腐吞酸，恶心呕
吐，饮食不消

典型征象： 心里郁闷，胃里堵闷

越鞠保和丸是从朱丹溪的"越鞠丸"来的，其中又增加了"保和
丸"的成分。"越鞠丸"是为了理气解郁，"保和丸"是为了消食导滞。
因为情绪的郁闷首先引起的问题就是消化的问题，使脾胃功能受挫，

它的典型症状就是我们常说的生气之后觉得"胃里堵得慌"。

最初是"怨妇"的专用药

现在可以在药店里买到的越鞠丸、保和丸，和我们熟悉的逍遥丸一起，是中医理气药的始祖，至今已经使用了快700年了，也是现在使用频率最高、使用范围最广的药物之一。

朱丹溪是中医"滋阴派"的代表，他提出过"阳常有余，阴常不足"，所以非常重视养阴。但是同时，他更是个"心理治疗师"，之所以这么说，是因为他很擅长治疗女性疾病，而这些女性疾病都是由"气"上得的，因为"气郁"了。所谓"气郁"，就是情绪不畅，心理压抑。

中医所说的"气"就是功能，我们常说的胃气，就是胃的功能，胃气虚的人一般消化功能都弱，吃点油腻的、黏的东西就会觉得堵在胃里。就是因为功能不足，而"气郁"就可能是全身功能的失调，这也是心理因素能导致的后患。所以，"理气"就是帮助豁达情绪，调理失调的功能。关于这一点，清代的名医吴谦就说过："人以气为本，气和则上下不失其度，运行不停其机，病从何生。"意思是，只要气顺了，人就不生病。而这个"气"顺了，确实包含了我们现在说的不生气，平心静气的意思。

"气郁"的问题在朱丹溪眼中是严重而广泛的疾病诱因，胃中的异常感受就是"气郁"之后表现最快的一个，很多更加严重的后患也会因为"气郁"而留。因此朱丹溪设计了"越鞠丸"，帮人消气，将从

"气"上得的病消灭在萌芽状态。

朱丹溪在这个方子下面记录的病例，几乎全是女性，而且主要都是婚姻不幸、感情不合的"怨妇"。她们有足够的生气、郁闷的理由，其中一个是："许婚后夫经商二年不归，因而不食，困卧如痴，无他病，多向床里坐……"朱丹溪对这个病人的描述极具画面感，完全是一副自闭的、向隅而泣的形象，"越鞠丸"最初是给她们设置的。但是到了现在，"越鞠丸"症已经普及诸多人群，郁闷的问题也已经男女平等了。于是，"越鞠丸"和"逍遥丸"都从"怨妇"专用变成男女通用了。

撇开了抽烟喝酒的人，怎么癌症还能痊愈

我出版《不疲劳的生活》时，有一次去沈阳录制相关节目，主持人是个年轻女孩子，皮肤很好，脸色也很好。但是她问我，即便晚上睡得不错，早上一出门要上班就觉得疲劳，比如我们见面的那天，刚进直播室，她就觉得懒得厉害，问我怎么办。我问她："如果你现在不是去上班，突然让你去出国旅行，你还觉得累吗？"她马上笑成了一朵花，而且很认真地告诉我："不累了。"

其实每个人都有相似的经历，只要让你做一件你不喜欢做的事，你身体上的不舒服就出来了，要是做喜欢的事，即便是发着烧、生着病，也能挺过去，甚至忘记了自己的不舒服。俗话挤兑人说"懒驴上磨屎尿多"，是说一头不想干活的驴子，干活前会不断出现生理问题，这话虽然粗鲁，但符合医理。人其实就是这样，心理的压力对身体的

影响超乎我们的想象，确实可以带来明显的不适。心情不好，身体的反应就很差，否则很多抑郁症病人也不会在最初是去综合医院看身体不舒服。经过反复检查最终才发现，其实身体无病，病在精神。而这种心理疾病表现在身体症状上的人，占抑郁症患者的一半以上，可见心情对身体的影响了。

去年，有一则报道说，一个重庆女孩子，得了肺癌，治疗之后病情缓解出院了。出院后的她像换了个人一样，做了以前自己不敢做的一切，因为她觉得自己来日无多，要在最后的时日里，放纵一下自己。人家癌症病人是绝对戒烟戒酒的，她却反其道行之，又抽烟又喝酒，别人都说她真是不想活了。谁知道，虽然与烟酒为伍，但她的癌症居然没再复发转移，竟然被控制住了，于是很多人都开始怀疑抽烟致癌的说法有没有科学依据。

其实，这个女孩的癌症能被控制，不是因为她喝酒抽烟，而是她决定不再戒烟戒酒时的放纵心态，说白了，她是豁出去了，不怕死了。理性一点说，她是放弃了追求生命过程中的杂念，不那么在乎了。这个杂念是什么？说好听点是"求生"，说难听点就是"怕死"。这个求生的欲望如果成了每天生活的一个心结，也就变成了生命的"紧箍咒"，反倒制约了你的生命力。相反，人一旦想开了，看淡、看穿了生死，心在这种放弃和不在乎中就会变得很宽，以前心胸狭隘，较劲、紧张、担心时没激发出来的潜能全被挖掘出来了，而这种潜能是绝对可以战胜癌症的。当然了，如果她能保有这种心态，同时还不抽烟喝酒，她的康复程度还会更好。

我们经常看到很多人，活得特别在意，所有生活细节都要符合养生规则，结果他们的再三保养也没使他们脱离疾病的魔掌，反倒很早就罹患了疾病。因为他们天天念叨的保养观念，其实是在给自己加负担，戴枷锁，"我可不能生病""我可一定要健康""这个东西吃了会得癌"……这些对健康的重视，实际上对他已经构成了精神压力，这种过分在意的人是不可能心宽的，不心宽，再好的保健条件也不可能通过他自身的能力发挥作用。

有个癌症专家对他自己的一组病人做过调查，这些病人是先得了癌症之后又出现精神分裂。本来是雪上加霜的事，但过了一段时间再去医院复查，发现那些和他们同样被诊断为癌症的精神正常的人，要么因为癌症恶化，要么因为没挺过化疗、放疗的不良反应，已经不在人世了。而这些精神依旧不正常的人，他们身上的癌症居然消失了！

为什么？和那个因为看淡死亡而放肆地抽烟喝酒的女孩子一样，精神分裂的人，因为不再用心，也就提供给了身体潜能出现的机会。这个潜能一旦出现，是可以战胜包括癌症在内的绝症的，所以，西医学的鼻祖希波克拉底，在很早的时候就说过："疾病最好的医生，是人体的潜能。"只是，他的后人心思越来越重，大脑对身体的约束越来越多，人类只能越来越多地求助于医药，但这并不是最好的医生。

由此也可以看出，心理因素对身体的压抑越大，我们身体潜能的发挥空间就越小，自愈的机会也就越小，很多小问题最终也可能不治。所以，朱丹溪才会专门为生气的、心眼小的人设置这么一个方子。他是想说，气不顺，气机就不通畅，全身的功能都要受到影响，疾病就是在这个基础上发生的。所以，在"气郁"之初，特别是已经有胸腹痞闷，脘腹胀痛，嗳腐吞酸，食欲不振的症状出现时，说明"气郁"

已经出现恶果了，这个时候及时吃"越鞠丸"疏解一下，对未来的大病是有防微杜渐作用的。

"越鞠丸"治疗的堵闷多有生气"前科"

具体到"越鞠丸"，往往是因为情绪问题引起了消化不良，只是这种情绪问题可以是一次性的剧烈地生气，也可以是长期的、慢性的情绪压抑。后者比较容易被忽视，因为长年在这种压力之下已经麻木了，自己意识不到，但它引起的郁闷问题更普遍。

中医讲，肝是"将军之官"，一定要疏泄条达。将军嘛，脾气都很直率、刚烈，不能受委屈，宁折不弯的，这就是中医里"肝"的特点。如果不能疏泄，不能直，被委屈了，首先出现的就是肝气郁。

按照五行相克的规律，木克土，也就是肝是克脾的，所以肝气一郁闷，马上就要影响到脾。脾被克的时候有两种可能，一种是胃中堵闷，就是"越鞠丸"治疗的症状，一种是泻肚。

因为肝气郁导致的泻肚，就是我们说的"神经性腹泻"，也叫"胃肠激惹综合征"。这种人吃点凉的就要泻肚，一紧张就要泻肚，有事情急等着要办的时候也要泻肚，而且越怕泻肚越要泻。这种病人很多是身居要职的高官，要去饭店应酬了，吃饭前先得搞清楚厕所在哪，要不然刚一寒暄就要出状况了。这种情况去做肠镜一般都发现不了问题，最多是慢性炎症，在中医往往都是"肝木克脾"，因为他们的境遇使他们的精神压力太大，肝气郁是常事，时时刻刻都对脾土进行着克伐，即便他们已经习惯不感到压力，但肠道的功能却因此长久失调着。

这种情况的治疗是要疏肝的，而不是止泻，因为只要肝不疏，泻是止不住的。

还有一种脾土被克的就是胃中堵闷，消化不良，"越鞠丸"治的就是此类。比如生气的时候或者生气了之后吃饭，最容易引起这个。这个时候宁可少吃一顿饭，也别忍着硬要吃，因为生气之后脾土已经被克伐了，再勉强进食等于增加脾胃的负担，肯定消化不了，而且还可能加重伤害脾胃之气。还有的人虽然没生气，但一段时间以来精神压力始终很大，一直处于紧张状态中，虽然已经适应了，但并不意味着肝郁不存在，只是当事人不察觉而已。

我有一个朋友，很瘦，吃得很少，工作是个重要的职位，虽然很少见她真的生气，但整个公司的生存都指望她，所以压力是常年的。她的最典型症状就是不能吃硬的东西，也不能多吃，稍微多吃一点，不对胃口一点，就食积了，自己都能觉出食物没有消化停在胃里，打出来的嗝都带着没消化的气味。

食积是小孩子常有的现象，那是因为小孩子脾胃弱，后天之本还没长好，很容易出现超负荷的问题，但这个已经是公司高管的人，脾胃却几乎和小孩子一样弱，为什么？就是因为肝气常年地"欺负"脾土，在肝气束缚下，消化功能已经萎废了，所以才会动不动就食积。

这个越鞠保和丸就是她案头的常备药，别人一看"保和丸"都知道是吃多了撑的时候才会吃，这么一个秀气的女孩子怎么总是吃饱了撑的？她很冤枉，其实从来没敢吃饱过，这个"撑着"只是食物超过她脾胃消化能力导致的，她的脾胃之气已经被肝气欺负得很虚很弱，只能消化很少的食物，别人的正常饭量就能把她"撑着"。

所以，我建议她在消化出现问题时吃"越鞠丸"，相对和平时期吃补中益气丸和人参健脾丸，为的是在消除肝气郁之后，对脾胃功能做善后。她总是问我什么时候才能不像这样每天吃药，我的回答基本上是她做不到的：辞职回家。什么时候没这么大压力了，什么时候她的消化才能不再出现问题。

心里有苦水，胃里吐酸水

生气之后胃里堵闷，嗳气，也是越鞠保和丸的治疗范围。还有一种人，在生气或者压力很大之后虽然没有堵闷的感觉，但是很容易吐酸水，胃里经常泛酸，从早上起来就开始了。而且吃点甜的、黏的、发酵的食物之后会加重，舌头的质地发红，有的时候还有口臭。

《内经》中定义说"诸呕吐酸，皆属于热"，就是说胃中泛酸一般都是因为胃中有热，之所以不能吃甜的、发酵的东西，也是因为此类东西也是热性的，和胃中之热冲突了，所以吃了更难受。

治疗这种问题时有个特别对症的中成药，叫加味左金丸，也是朱丹溪的方子，最初叫"左金丸"。主药只有两味，一个是黄连，一个是吴茱萸，其中黄连是主角，它的用量五倍于吴茱萸。

大家知道，黄连是入心经的，最适合清心火，为什么清胃火的药里用了清心火的药？这就是中医"实则泻其子"的规矩。

在五行中，木是生火的，心属火，肝属木，心是肝之子，肝气郁就是"母亲"过于强大了。这个时候，只有泻泻"心"这个"儿子"，才能对作为"母亲"的"肝"形成牵制，用清心火的黄连就是这个目的，好使肝气尽快疏散开来。而且这种总是胃里泛酸的人，本身往往也有心火盛的问题，因为情绪不好，精神压力也会导致心火盛，时间长了就会变生他变，转为消化系统的问题，心里有苦水不倒出来，不倾诉出来，胃就要吐酸水了。有的人可能没有受什么气，但是平素就脾气很急，心里总是烦躁的，这种体质也容易会经常使胃中有热，吐酸水，这个时候用黄连等于一举两得。

很多泛酸很严重的人，吃过了小苏打、硫酸铝之类的只能暂时缓解，那是因为这种碱性的药物只是把这波泛出来的酸中和了，并没有解决泛酸的根本问题。一波酸水平息之后还会再起，要想克制被郁结的胃火，非清热不能解决根本问题。这个时候，"左金丸"的效果是最好的，而且包括口苦、口臭等一系列问题也能随肝气的疏解，胃热的清泻迎刃而解。

和越鞠保和丸治疗的脾胃不和相比，"左金丸"治疗的人有明显的热象，他们的舌头比较红，主要的症状是泛酸，而且程度严重，但饱胀堵闷感较轻，这才是"左金丸"的适应症。

·服用方法·

常规用量是每天 2 次，每次 6 克。这个药是水丸，有的人消化能力差，会觉得吃了水丸也不舒服，可以用开水溶化之后当汤药喝，这样便于吸收。最好是饭后服用，增加胃肠的消化能力。

作用类似的中成药

❤ 健胃消食片

健胃消食片更多的价值是消食，这种人的消化不良未必是因为生气、郁闷引起的，可能是先天的脾胃不壮实，或者是吃得过饱，食物难以消化。他们只是胃不舒服，但至少没有适合吃"越鞠丸"的人那样觉得憋闷，喜欢长出气。

❤ 香砂枳术丸

也是治疗消化不良的，但是这个消化不良是以脾虚为前提。本身就是个脾胃弱的人，又吃了不好消化的食物，结果出现了脘腹痞闷，食欲不振，大便溏软，打嗝有未消化的食物的气味之类的现象。

❤ 启脾丸

这个药其实是个儿科用药，其中除了人参之外，基本上都是可以作为食物的健脾药，所以药性很平和，可以长期吃。特别是对那种喂养不好，导致面黄肌瘦，食欲不振，大便很难成形的孩子。这种孩子不仅胃口不好，而且还很容易感冒，呼吸道感染是常事，稍微吃多点儿第二天就发热咳嗽了。

因为在五行中，土是生金的，土是脾，金是肺，也就是说，脾是肺之母，"母亲"弱了，"儿子"就要生病，脾气虚之后，肺气就要受累，所以启脾丸虽然是补脾的，但最终可以补肺气。

这个药的味道不错，孩子一般都喜欢吃，慢慢地可能就成了孩子的零食，小黄脸儿会变成小红脸儿，而且也胖了，感冒也少了，就是因为脾气被启发出来了，脾气足了。

脾气虚的大人也可以吃，只是要增加药量，长期吃。

加味逍遥丸
能吃的"祛斑战痘"美容剂

最早出处：宋代《太平惠民和剂局方》

使用时间：930年

主要成分：柴胡、当归、白芍、白术（麸炒）、茯苓、甘草、
牡丹皮、栀子（姜炙）、薄荷

整体药性：温

功能主治：舒肝清热，健脾养血。用于肝郁血虚，肝脾不和引
起的两胁胀痛，头晕目眩，倦怠食少，月经不调，
脐腹胀痛

典型征象：郁闷而致月经失调，憋闷而致胃口大失，烦闷而致
斑出痘长

逍遥丸是宋代《太平惠民和剂局方》中记载的名方，当时被列在
"治妇女诸疾"一章中，后来历代名医治疗妇科疾病时深受其益，逐渐

地称之为"女科圣药"。

"减食嗜卧""痰嗽潮热""肌体羸瘦""渐成骨蒸"……把这几个逍遥散主治的关键词连在一起，几乎勾勒出了《红楼梦》里林黛玉从生病到去世的生命轨迹。而这，也正是女性独有的最薄弱的心理、生理环节。

"食色性也"的意思提示：消化和生殖功能受精神影响最大

很多人知道"女人肝，男人肾"的说法，意思是肝和肾分别是女人和男人的重要脏腑，这里说的是中医的"肝"和"肾"。

这个"肝"既包括了西医里面造血的肝脏，也包括参与情绪调节的神经内分泌，还包括消化吸收功能。对女性来说，"肝"之所以重要不仅在于肝血的充盛，更在于肝气不能郁。因为肝气郁久而化的热，就要耗竭肝血，女性的诸多疾病就在这个基础上产生，林黛玉应该是这类疾病的典型。她的疾病正是沿着女性独有的薄弱环节发生的：由肝气郁到肝血虚，直到肝血枯竭，由精神压抑发展到身体受损……

人体是分阴阳的，从头部到躯体，也是按从阳到阴的顺序排列的，位于最上方的头脑是属阳的，而位于腹腔内偏下的消化和生殖系统是属阴的。

我在本书中多次讲到"从阴引阳"的概念，就是"阳"要在"阴"的基础上点化而成，所以"阳"对"阴"是有助推和管辖作用的。比如气是属阳的，血是属阴的，女性气虚的时候会月经量多，因为这是气虚不能统摄、收敛血液了；小孩子的肚子总是鼓鼓的，因为他们的"后天之本"脾气还很虚弱，力度不够，所以不能束缚内脏，所以内脏才处于膨出状态……总之，"阳"是"阴"的"领导"，"阴"受"阳"的管制。

具体到各个脏腑之间，属于"阳"的头脑，就会对属于"阴"的内脏进行管束，而管束最严的就是消化和生殖。因为这两个在人体的从"阳"到"阴"的排序中排在最后，性质最为偏"阴"，也是处于底层的，大脑对它们有点"挑软柿子捏"的意思。从这个角度理解孔子说"食色性也"的潜在意思，其实是：饮食和性是人体的最初级本性，最原始的生物本能。

如果突然接受一个噩耗之类的负性精神刺激，人首先的反应就是胃口顿失，而不是咳嗽之类的呼吸系统症状，因为消化系统比呼吸系统更要偏阴，受头脑、情绪的管制更重。《世说新语》中有个故事，有一队士兵坐船过三峡，其中一个好事者从岸边的母猴怀中把一个小猴子抢到船上，母猴一直在岸边哀嚎着追赶，直到最后突然倒地而亡。士兵把母猴的肚子剖开了一看，发现母猴的肠子已经断成一段一段的……这就是成语"肝肠寸断"的出处。由此也可以看出，突然的精神刺激首先受影响最大的就是胃肠。

在消化系统之外，生殖系统在从"阳"到"阴"的排位中也是居位靠后的，都属于人体的最初级本能，因此也是遇到意外时身体最先出现异常的，而这种异常也是对相对次要器官的一种暂时放弃。

比如女性，她们体内的脂肪要保持在10%以上，低于这个极限时，身体就要开始出问题，抵抗力之类的就要明显下降。但是，一旦到了这个极限，在其他器官出问题之前，首先出现的是月经停止，人体要把相对次要的、低级的功能暂缓一下，以节约资源保重点，而生殖系统是最低级的，也是受大脑管制最严的，所以首当其冲。

在男性中也发现了类似现象，当身体受到重大创伤或罹患疾病、极度衰竭时，男性的睾丸在其他器官出现问题之前，首先会停止生精功能，这也是一种"舍车保帅"的策略。

由此可见，只要精神受到刺激，情绪受到影响，最先受累的就是消化和生殖系统，而这两者就在中医说的"肝"的范畴中。具体表现就是《和剂局方》中对逍遥丸主治的描述："减食嗜卧""肌体羸瘦""月水不调"。

打不开的"心结"能耗出身病

消化系统受情绪所累时，人的食欲会变差，消化功能也不好，吃点硬的，吃得多一点就会觉得堵在胃里不能运化。这是因为肝气郁久克到脾气了，如果克伐的时间长了，脾气就会越来越虚，弄假成真了。接下来，消化吸收会更加不好，营养不够，气血紧接着会变弱，人会逐渐消瘦下去，已经在为接下来的肝血虚打基础了。这个时候可以用"逍遥丸"再配合一点健脾的药，比如人参归脾丸、人参健脾丸，在解开肝郁的同时尽快把被克伐的脾气补上去。林黛玉的病情之所以愈演愈烈，就是因为始终没有打开她的"心结"，肝气始终是郁的，长期的脾气虚就给了各种疾病一个滋生的土壤，因为脾气的强弱决定着人体免疫系统功能的强弱。

　　"坎坷"的"坎"字，看字的结构就能知道，所谓"坎"一定是"欠土"的，一个人的命运中如果欠土，那些原本埋在土下面的"石头"、挫折就要出来绊脚，就形成了一个个"坎"。具体到身体上，脾是属土的，所谓"欠土"就是脾气虚，脾气是后天之本，是人体的抵抗力，它一虚，原本被抵抗力控制着的那些与身体和平共处的病毒呀，细菌呀，乃至一些癌症细胞就会肆意横行，这就成了健康中的"坎儿"，所以脾虚之后，人就很容易生病。

　　我举过韩国明星裴勇俊的例子，他利用一年的时间拍摄一本摄影集，因为太累，压力太大，人一下子暴瘦了20斤，紧接着就因为低血压、低血糖而昏倒住院，再检查发现是早期"败血症"。所谓"败血症"就是细菌感染没有控制好，在全身蔓延，这种情况一般都见于医疗条件差、生活贫困的人群中，大明星何以至此？原因就是他的暴瘦！中医讲，脾主肌肉，脾虚的人多是消瘦的，即便有肉也是无力的、松软的。反过来也一样，暴瘦就是对脾气的直接打击，脾会因为暴瘦而骤然变虚，人就要生病，所以裴勇俊才会得上现在罕见的"败血症"。

　　由此可见，想使你的健康避免"坎坷"，就一定要保证脾气不虚，林黛玉肝郁日久不解使她的脾气长期被克伐而变虚，而当时的结核菌感染性最强，所以首先挑中了这个薄命的女子。林黛玉最后死于"肺痨"，虽然感染的是肺，但用中医辨证的话，是"肺阴"和"肝血"的彻底亏耗，就是因为情绪压抑，情感宣泄不顺，气郁久了而生热，这个热直接耗竭着肝血直至耗竭……这是很多心思重、情志不畅的弱女子的共同归宿，她们一生都没有逍遥过……

　　肝气郁的、难以逍遥的女性还有一个最典型的变化就是月经不调，这种人在月经来之前一周左右就开始烦躁，爱发脾气，而且乳房胀痛，西医称其为"经前期综合征"。月经的正常与否是女性身体的一个重要信号，是女性的重要通路，只有月经顺畅了，身体的不和谐才能去掉。

有的人还会在此时周期性发作"神经性头痛"，月经结束之后头痛就自行缓解，凡此种种都是肝气郁。这种情况，最好在月经来前一周就开始吃逍遥丸，坚持吃几个周期。很多人的神经性头痛就是逍遥丸治好的，在头痛不再发作的同时，诸多"经前期综合征"也解决了。

不到更年期脸上却忽冷忽热

经常有不到 40 岁的女人问我："我怎么总是脸上一阵阵地发红发热？是不是到更年期了？"我甚至见过一个才 23 岁的女孩子，就是因为脸色发红、发热来看病的。别的女孩子都皮肤白皙，唯独她，总是一张"关公脸"，即便是冬天，自己明明觉得冷，但脸还是不争气地发红、发热。

有点医学知识的人会觉得是不是胃火呀？确实，如果是胃火的话，面部红赤确实是症状之一。但胃火引发的面部发红发热，不会一会儿热一会儿凉地寒热不均，而始终是种烧灼感，同时还会有大便干、口臭之类的并发症。而且细心人回想一下就会发现，一般都是在近期吃了辛辣或者油炸的容易"上火"的食物，有直接的胃火起因。而这种脸上忽冷忽热，一会儿红，一会儿白的人，往往没有这样饮食的"前科"，她们是中医说的"肝郁"。

中医五行是"金克木"、"木克土"的关系，肺属金，肝属木。但一旦肝气过盛了，肝气郁了，就会反过来欺负身为"父亲"的"肺"。中医的"肺"是主皮毛的，"肺"被"欺负"了，和它相关的皮毛的功能就要受到影响，散热功能就要失调，自然就表现出忽冷忽热，忽红忽白，其实根结都在肝气郁上。

这种因为肝气郁导致的发冷，和体内有寒时感觉的发冷不同，后者能感到身体从里往外冒寒气，连骨头关节都往外冒寒气。这种发热也和体内有热不同，体内有热的时候人会想喝水，而且喜欢喝冷水，但这种肝气郁造成的热是郁热，她们不会喜欢喝冷的东西，而且能感到自己的热被郁住了。我看到的那个女孩子就说："总想给自己的皮肤扎个洞，让里面的热散出去。"

这个时候，最适合吃的就是逍遥丸，现在药店里卖的是加味逍遥丸，里面增加了清热的成分，就是通过疏解肝气，使郁积在体内的热散出去。

可以吃的"战痘祛斑"剂

女人的美不是化妆化出来的，而是吃出来的，面色和皮肤除了和营养有直接关系，同时也能代表身体的和谐状况。这就意味着，除了要保证气血充盛，还要保证气血的顺畅，只充盛，不顺畅，就会出现失调，就会有郁滞。现在的人，纯粹因为气血虚，气血不充盛的不是很多了，大家的营养都很好，但怎么能使吃进去的东西合理平衡地分配达到气血顺畅，就牵扯到中医里"肝"的问题。所以，能帮助气机条畅的"逍遥丸"应该是现在人很常用的药，特别是女性。

肝气郁热如果散不出去，长期郁滞，接下来的问题就是脸上长斑，甚至长痘。可以是黄褐斑也可以是蝴蝶斑，在中医里称之为"肝斑"，就是说是因为肝郁造成的斑，长斑的人其实并没怀孕，也只有二十多岁。之所以叫"妊娠斑"，因为过去的女性生活相对平静而简单，矛盾最多是婆媳之间的，她们的体内激素变化最大的莫过于怀孕、妊娠了，所以黄褐斑一般都在怀孕之后激素变化最大的时候长。但是现在的女性，要应对的事情复杂得多，家里家外的，每天都要应对意想不到的新事情，甚至是新刺激。激素变化的程度和频度都远远高于旧时女性，甚至能和过去怀孕女性的激素变化相比，因此，过去只在怀孕时才长的斑点也就日常化、普及化了。

还有很多早就过了青春期的女性长痤疮，三四十岁为此去看皮肤科的大有人在，西医叫"成年痤疮综合征"。从这个病名上也可以看出，西医也把它和青春期的痤疮分别对待了。

中医对此的观点是："青年责之肾，中年责之肝"，意思是，如果你是个十六七岁的女孩子，正处在青春发育期，你的内分泌还在初长成阶段，还不成熟，长青春痘是难免的。这个时候的治疗主要是针对补肾，就是促进内分泌的成熟，一旦成熟了，就不会因为失调而长痘了。但中年的痘就和成熟无关了，中医要责之的"肝"，其实就包括了神经系统，还是我们说的情绪、心情、精神压力。

你看看到了中年还长痘的女性，正是三四十岁，一般都是社会的中坚力量，是单位的顶梁柱，家里的好主妇，她们承受的压力比其他人要大，也是最容易出现肝郁的人群。她们的斑或者是"过了期"的痘痘都是肝郁造成的，也同样应该用逍遥丸为基础来治疗。只是需要有较长时间的调理过程，不可能马上见效，同时还要主动调节自己，不能一边吃药，一边给自己加码，那样的话，再大的药效也被抵消了。

明代名医赵献可评价逍遥丸时说："以一方治其木郁，而诸郁皆因而愈。一方者何？逍遥散是也，方中惟柴胡、薄荷二味最妙。"这对大家是个提示，适合服逍遥丸的人，如果症状没那么明显，平时可以用"薄荷茶"维持，因为薄荷有很好的解郁作用。方法很简单，就是到药店买来薄荷，一般是干的，像冲茶一样冲泡，加点冰糖，甘甜清凉，沁人心脾的同时还能解郁。

用药物适当调整之外，有几个穴位可以经常按摩或者刮痧，慢慢能使脸上的斑变淡，减少"过期"痘痘的出现。比如腿上的"三阴交穴""太溪穴""太冲穴"。

"三阴交穴"在小腿内侧，内踝尖直上三寸，胫骨后缘就是，这个穴位又被医生们称为"妇科三阴交"，说明其和妇科疾病关系之密切。月经前后，自己按这个穴位都会有明显的压痛，按摩这个穴位按到不疼了，就达到了治疗目的。

而"太溪穴"和"太冲穴"两个穴位，早就有人做了实验，月经前后，这两个穴位的电反射都有明显不同，所以，平时经常按摩或者用刮痧板刮、点按这几个穴位，对改善与妇科疾病有关的内分泌问题很有帮助。

逍遥丸已经从"女性专用"转"男女共用"

要是在二十几年前，给一个男人开加味逍遥丸，病人肯定觉得很奇怪，因为这曾经是典型的妇科用药，专门治疗月经来之前心烦意乱、乳房胀痛和月经提前之类的妇科病的。但随着生活节奏的加快，生活压力的增大，逍遥丸的适应人群开始扩大，甚至转向男性。因为他们心情郁闷的时候不比女人少，也会觉得胸闷，心里憋屈，喜欢长出气，叹气之后把郁结的肝气宣泄出去，才觉得舒服。

说到长出气，特别需要提示一下的是孩子家长，一般情况下，孩子是"没心没肺"的，特别是学龄前后的孩子，很少有情绪问题。但如果也总是长出气，就别往"肝郁"上想了，要考虑心脏的问题。长出气一个是为了解郁，一个是为了自己补气，气不足，不够用的时候，也会长出气。很多有经验的医生发现，孩子长出气可能是心肌炎的最先症状。因为孩子不会表达自己"胸闷""接不上气"，患心肌炎时供血受到影响，孩子只能通过长出气的方式增加吸入的氧量。

至于成年人，无论男女，如果是长出气，而且自己没有觉得是因为气不够用，身体变虚了，只是叹气之后觉得舒服，就可能是肝郁，需要放松、逍遥一下了。如果是男性，肯定是小心眼儿，要面子，追求完美的那种人。

我认识一个男士，从农村出来的，没学历，但人很聪明，在文化单位供职，和他竞争的都是高学历的人，但他愣是凭借着自己的聪明和世故，在单位里有了一席之地。为此他对自己要求很高，做事不让别人挑毛病，即便被领导训斥，他肯定显得很大度。其实，了解他的人都知道，他是忍出了一副举重若轻的样子。

有一次他负责的项目出了问题，被领导骂的时候仍旧强作欢颜，但两周之后他突然找我问，怎么嗓子里好像有个东西似的，他担心

"长了瘤子"。这是生气之后最常见的后患，中医叫"梅核气"，西医叫"咽神经官能症"，往往都是生气之后出现，因为郁火没撒出去。

人生气之后的第一个反应应该出在嘴里，口苦，嗓子干，严重的会两胁胀痛，头昏，被气蒙了的感觉，这是动了"肝火"，一定要宣泄出去。如果这个感觉不解决，虽然上面的症状会消失，但从小的方面说，可能就遗留"梅核气"之类的问题，大的方面就是癌症了。

有统计显示，癌症病人在回忆他们的过去时发现，自己都在被诊断出患癌症前3～5年，生过一次大气，经历过一次大灾难，上了一次"大火"，对免疫系统有摧残性的打击。从那次打击之后，免疫系统不那么敏感了，没及时发现癌细胞的蛛丝马迹。从这个角度上说，能使人心情逍遥的逍遥丸还具有抗癌的价值。

他担心的食道"长瘤子"就是食道癌，但食道癌和"梅核气"是有区别的：梅核气是嗓子里有异物感，咽唾沫时就有感觉，但吃饭时反倒不影响了，闲的时候却加剧。因为它是一种神经官能症，并非真的有东西长在那里。吃东西的时候兴奋点在咀嚼上，异物感就会消失。

食道癌因为是有异物长在了食道里，而且越长越大，所以有食物经过时会有阻力，而且块越大，质地越干，越通不过去，一般是吃饭的时候会吞咽困难。这种"梅核气"就适合吃逍遥丸。

西医里有一类疾病叫"身心疾病"，就是和身体心理都有关的疾病。二三十年前，"身心疾病"还只发现有神经性皮炎、胃溃疡、高血压等几种，因为只有这些病，明显地和心理情绪有关。现在，70%～80%的疾病都属于"身心疾病"了，已经很难找到一个和情绪扯不上干系的疾病了。所以，中医原来用来治女性才有的小心眼、肝郁的"逍遥丸"，现在使用范围扩大也是情理之中的事。

可以治疗使用"壮阳药"无效的阳痿病人

逍遥丸不仅已经不是妇科专用，甚至是很多男科疾病的基础方，因为现在的男科疾病的病因也和肝郁有直接关系，这可能是大家没想到的。人们都觉得男性的性功能障碍是"肾虚"，事实上，早在成书于 2000 年前的《素问》里就提出，男性的这个问题可以是因为肝气郁："思想无穷，所愿不得，意淫于外，入房太甚，宗筋弛纵，发为筋痿，及为白淫。故下经曰，筋痿者，生于肝，使内也。"它的意思是：心里的欲念太多，性欲太过，不能节制房室之事，就要因为放纵发生阳痿。阳痿的病因在肝，已经为逍遥丸的男用做好了理论铺垫。

我认识一个著名的中医男科专家，每天都要接收被阳痿所苦的病人。许多阳痿病人和他诉苦说，他们得病之后，为了保证家庭完整，真是砸锅卖铁地去买补肾壮阳药（补肾药的价格一般都比其他药物要高），结果丝毫不见症状改善。

这个专家随后对市场上所售的、标明可治疗阳痿的 60 余种补肾壮阳药进行调研后发现，尽管名称不一，但 90% 以上是同一类药，组成大多是鹿茸、鹿鞭、海马、淫羊藿、阳起石之类，都是昂贵的补肾药。在中国人眼里，男子的阳痿肯定是肾虚的，但为何无效？

后来，他对 400 例阳痿病人进行了统计分析之后发现，现在的阳痿已呈明显的年轻化趋势，大多数病人身体壮实，声音洪亮，并没有平常所说的头昏耳鸣、腰膝酸软、脱发及牙齿松动等肾虚症状，由肾虚导致阳痿的仅占 7.06%。给这些阳痿病人做化验也发现，真正由于雄激素减少造成的阳痿其实很少，这就说明了肾虚并非阳痿的主要病因，但补肾药具备的就是类似雄激素的作用，把它用在并不缺少雄激素的阳痿病人身上，自然不会显效。

这个专家在治疗中发现，真正能使男性雄风重振的，不是昂贵的补肾药，而是便宜的疏肝药，和以前治疗女性月经问题时用逍遥丸的道理同出一辙，因为二者都是情绪作祟。问题不是肾虚而是心事太重，思想负担太重，情志不畅，这就属于中医"肝"的范畴。就和我在前面说的一样，生殖功能是最受情绪影响的系统之一，想重振雄风，就要先拿掉大脑的约束，把情绪调畅，从心里逍遥起来。所以很多治疗阳痿的方子，其实都是以逍遥丸做基础而变通的。

再去翻科研文献，发现从 20 世纪 80 年代后，通过疏肝的方法治疗阳痿，在中医界已经占了主要地位，持这一观点的论文，在此类论文中，数量排在第二位，可见从中受益者之众！很显然，并不昂贵的疏肝药，比昂贵的补肾药更适合现在的男人之虚。

在中医理论中，男性的阴器是"宗筋之汇"，而肝是主筋的，情志不遂，忧思郁怒，肝就失于疏畅，"宗筋"也就所聚无能。所以中医经典《黄帝内经》早就说过："又有失志之人，抑郁伤肝，肝木不能疏达，亦致阴痿不起。"只是那时候的医生没想到，肝郁成了现在男人的主要问题，逍遥丸这个过去妇科的常用药，现在转为"男用"了。

·服用方法·

常规使用一般是一次服用 6 克，一天 2 次，如果有神经性头痛，每次月经前就要发作，可以在月经来之前 1 周就开始吃，一直吃到月经来潮。

如果最近"气不顺"，觉得很憋闷，可以用薄荷茶送服，薄荷茶中还可以再加点玫瑰花，薄荷和玫瑰花都是疏肝的，能帮助逍遥丸增加药效。

作用类似的中成药

柴胡舒肝丸

顾名思义，这个药是可以疏肝的，最适合治疗的是生气之后被气得胸闷，两胁胀痛，俗话说"气得鼓鼓的"。而且影响到消化问题了，吃这个药能很快畅快起来。但是要注意，畅快了就要停止，不能长期吃，因为这个药里有木香和槟榔、三棱之类破气作用很强的药物，长时间服用会破气，也就是伤人正气。很多人贪图畅快长时间吃，结果发现自己变得身体没力气了，就是破气的结果，所以吃这种疏肝药是要见好就收的。

❤ 加味左金丸

　　这个药主要治疗的是胃里吐酸水，吃了甜的、黏的、发酵的食物后更加明显。酸水的生成和肝气都有直接关系，是肝气郁克伐脾胃的结果。除了吐酸水，胃里也总觉得扎扎的，消化不了的食物好像停在胃里，中医叫"嘈杂"，同时还喜欢打嗝，打出来的也是食物没消化的气味。如果看西医，一般会被诊断为"急性胃炎""胃肠道功能紊乱"，甚至"胆囊炎"，但从中医角度看，都是从气上得的，是功能失调。

从唐代就开始用的安眠药

安神温胆丸
先壮身体后壮胆

最早出处：唐代《千金方》

使用历史：1300年

主要成分：制半夏、陈皮、竹茹、酸枣仁（炒）、枳实、远志（制）、五味子、人参、熟地黄、茯苓、朱砂、甘草、大枣

整体药性：温

功能主治：和胃化痰，安神定志。用于心胆虚怯，触事易惊，心悸不安，虚烦不寐

典型征象：失眠，害怕黑暗，不敢独处

　　安神温胆丸是从孙思邈的"温胆汤"衍变而来的。"温胆汤"最早的方子很简单，只有生姜、半夏、橘皮、竹茹、枳实、炙甘草六味药，

孙思邈把它用在"大病后，虚烦不得眠"上，就是用来治疗失眠。

到了宋代，名医陈言在这个基础上加了两味同样普通的药，一个是茯苓，一个是大枣，这个包含了生姜、橘皮、大枣在内的小方子，居然给后世的若干胆小者"壮了胆"——它逐渐变成了现在药店就能买到的安神温胆丸。这个成药是在"壮胆"的基础上，又加了安神的分量。很显然，现在人比古人更加心虚胆小了，所以才失眠。

我们常看到胆子特小的人，他们的表现首先是害怕黑暗，夜里不敢独自待着，这种人用心理学的话说，是"心理能量不足"。实际上，这种心理问题是有身体问题做背景的，这种人可能是天生的体质，或者因为生病，不管哪种，总的来说都是阳气虚。

中医最重视的就是阳气，把人体的阳气比作自然界里的太阳，具体解释起来，阳气是功能，也是生命力，有阳气才有生命，所以才有"人活一口气"的说法。活人与死人的区别也在于"气"的有无，而不是结构上的改变。离世的人可以五脏俱全，但是他们没有功能，没有气了，也就没有生机了。

我们都知道，中国是农业国，不是食肉民族，我们的水土饮食都注定了中国人的体质没有欧洲人强悍，所以过去经常会在冬天看到穿短袖、T恤的外国人，站在穿棉袄戴帽子的中国人群里，欧洲人的火力比中国人壮，这是普遍规律。我们的古代中医更是意识到了这一点，所以所有的治疗都不离固护阳气。其实，非但中医，中国文化也在方方面面护卫着阳气。

比如中国人喜欢"扎堆儿"，不管远隔千山万水，到了春节也要凑到一块儿为过个"团圆年"。中国北方人要住"四合院"，就算子女分别成家，也要同住在大家庭的屋檐下，讲究的是聚拢人气。分家在过去几乎意味着家庭的解体，很多老年人就因为分家而去世，因为家是集体生命力的凝聚。所以，即便现在每年"春运"都艰难无比，即便提倡"分时度假""带薪休假"，但在中国很少见欧洲那样不在意公共节假日而独自旅行的"背包客"。因为中国人的过节其实在意的是向阳气浓重的地方聚拢，在意的是在互相帮衬中增加阳气，是一种本能，人多的地方自然生机旺盛，有生命力。

所谓阳气，具体地说是器官脏腑的功能，笼统地说就是人体整体的生命力。功能强健，生命力就旺盛，人也就胆大，敢自己独处，甚至可能喜欢独处，或者虽然不喜欢但至少不怕。很多人说，那是因为这个人见识广的原因，其实见识广的人已经对无论身体还是心理都完成了历练。身体不好的，阳气不足的，可能在见识中就已经夭折了，能经历过见识而且泰然健在的人，他们的阳气一定是旺的，经受过考验而不衰的。他们的"胆大"，具体到中医上，就包含了"不胆寒"的含义。

在"温胆汤"的方子之后有一句说明："大病后，虚烦不能眠。"之所以是"大病后"，因为大病往往是折伤阳气的，病后的体质乃至心态都会出现变化，有的人可能就此伤了元气，一蹶不振，原来很壮实的人就此变得虚弱下去，具体到胆，就是胆寒、胆小。

我看过一个病人，有慢性肝病，除了肝硬化的诸多症状之外，长年不敢吃凉的东西，一吃就泻肚，很显然是阳气虚。他还有个特点，就是非常胆小，虽然是四五十岁的男人，但外出始终不敢一个人住单间，一定要拉了同伴陪着。这都说明他是阳气不足的人，胆小也是阳气不足的表现，不是心理问题，其实是身体有病的标志。

因为"胆"在中医里不仅涉及胆量，还影响到消化，不是指分泌胆汁的那个西医里的胆，涉及身心两个领域。中医里"胆"的"职称"是"清净之腑"，所谓清净就意味着不能寒也不能热，胆热会出现口苦咽干之类的不适，得吃龙胆泻肝丸之类的药去清除肝胆湿热。因为中医的"胆"只能保持常温，所以"温胆药"不可能是大热药，不似温肾药，肾气虚寒的时候可以用附子，胆的温药适可而止。

孙思邈是大医，所以他首创的"温胆汤"中，温药也只用到生姜，半夏、竹茹只用到二两，生姜却用到了五两，是其他药的两倍。用生姜是要借它不过于温燥的药性，祛除胆经的寒气，所谓给人"壮胆"其实也就是以提升身体能量和功能为前提。

安神温胆丸是从"温胆汤"变化而来的，除了有温胆的药物之外，还增加了安神的药物，看得出想双管齐下，因为失眠的人往往病史很长，很少是单一病因。

适合用"温胆丸"来治的失眠，除了失眠，一个人夜里不敢睡觉，还可能有心烦，没人的时候害怕，人多了还烦。但总体给人一种软弱的、生命力不那么旺盛的感觉，总觉得自己的心在害怕，时时缩成一团，心里能感到一阵阵寒气。为此，药里加了人参还有朱砂，一是增加能量，一是帮助安神镇静，同样起的是先壮身体后壮胆的作用。

·服用方法·

这个药是大蜜丸，一次一丸，一天两次。

朱砂安神丸
专治眼睛含水的失眠人

最早出处：宋代《医学发明》

使用历史：980年

主要成分：朱砂、黄连、地黄、当归、甘草

整体药性：凉

功能主治：清心养血，镇惊安神。用于胸中烦热，心神不宁，失眠多梦

典型征象：失眠，心神不宁，唇色红艳

　　我从北京中医药大学毕业后，第一次门诊就遇到这样一个病人，是个小伙子，很瘦很精神，眼睛很漂亮，特别有神，很像我小时候在连环画中看到的梅花鹿的眼睛，有受惊的感觉，好像还含水似的。

　　我记得带我的老师当时一边摸脉一边问："睡不好觉吧？"那小伙子很惊讶，马上说："我就是来看失眠的。"他很配合，很认真地给我

们这些实习医生做"道具"。于是我发现，他除了眼睛分外有神之外，面色和嘴唇也很红，不像男人的感觉，很艳丽。我的老师当时说："小伙子，你什么时候眼睛不这么漂亮了，你就睡着觉了。"弄得他特不好意思，他如果去看西医，估计要诊断"神经衰弱"了。

人的神经有主管亢奋的，有主管抑制的，得互相配合。睡觉的时候就是主管抑制的神经起作用，如果总是亢奋着，人传播神经信号的"神经递质"就要被消耗，就不再能传递神经冲动了，包括让人睡觉的信号，也不能发布下来，人就要失眠。用中医的解释就是，心血被热、被"心火"消耗掉了，心神就没地方住了，四处溜达，自然睡不着，这时候，中医就叫它"心神浮越"。这种人会失眠，或者即便是睡着了仍旧梦多，到了白天，眼神会异常地漂亮，突出地有神，其实那不正常，也是心神外露，"居无定所"的表现之一。举个极端的例子：精神分裂的人，他们的眼神都直勾勾的，那种有神非常直露，很吓人，和正常人不一样，那也是一种极度的心神外露。

这种"心神浮越"造成的失眠，首先是因为心里有热、有火，所以要清热，把消耗心血的原因去除了，同时补心阴。也就是给"无处落脚"的心神建造一个足够大的居所，让它有所归依，人才能安眠。

之所以此时用朱砂安神丸，因为这药里有去"心火"的黄连，具体到这个小伙子，舌头和嘴唇都很红，是明显的热象了，而且失眠的同时觉得心里很烦，甚至有点心神不宁的，坐立不安。这药里还有朱砂，这是一种矿物类药物，用它是为了重镇浮越的心神。

对这种热象明显，阴虚也明显的手脚心经常发热的人，吃朱砂安神丸的时候，可以将一个生鸡蛋黄用开水冲熟后送服"安神丸"，因为鸡蛋黄是补阴的，可以入药。清代《温病条辨》里的一个名方"黄连阿胶汤"，就是用黄连、阿胶、黄芩、白芍煎汤，冲一个生的鸡蛋黄同服，专门治疗心火过盛造成的心烦失眠。在那个名方里，用鸡蛋黄和吃"朱砂安神丸"时用鸡蛋黄是同理的，都是补阴。

·服用方法·

这个药常见的是大蜜丸，一般是一次一丸，一日两次，最好是在饭后服用，早饭后和晚饭后。注意，中药的安神药不是安眠药，它的安眠疗效是通过去除病因而达到的，所以不可能像西药吃了半小时就入睡了那么快，要给它作用的时间。包括晚上服用时，也没必要绝对地在临睡前，更不该有吃西药安眠药时对入睡的等待，那样会加重心理负担，反倒睡不着了。

天王补心丹
开给"文弱书生"的安眠药

最早出处：明代《摄生秘剖》

使用历史：370年

主要成分：酸枣仁、柏子仁、当归、天冬、麦冬、生地、人参、

丹参、玄参、云苓、五味子、远志肉、桔梗

整体药性：凉

功能主治：滋阴养血，补心安神。阴虚血少，神志不安导致的心悸失眠，虚烦神疲，梦遗健忘，手足心热，口舌生疮，舌红少苔，脉细而数

典型征象：失眠，忧思难解

这种失眠的人如果早治的话，应该可以用人参归脾丸控制住症状的加重，因为"归脾丸"和"补心丹"的病因都是一个：长时间的忧愁、思虑。都是因为"用心良苦"，先是把脾气耗虚了，后把心血给耗空了。

中医讲，木生火，火生土。火是心，土是脾，心是脾之母。作为"母亲"的"心"如果用得太过，伤心了，作为"儿子"的脾自然要受连累。最典型的是考试前紧张地复习或者遇上了烦心事，首先就是不想吃饭了，这是近期结果，远期效应就是对脾气的伤害，所以书生都是文弱的，所谓"文弱书生"嘛。因为读书是劳心的事，难免要伤脾，文弱的明显标志就是肌肉无力，脾是主肌肉的，肌肉无力的本质就是脾虚，被心力耗虚了，所以才会用"手无缚鸡之力"形容书生。

这种劳心的人，如果知道了这一点，自己放松心态及时做调整，或者经常吃点人参归脾丸补养补养，别等到已经失眠了很久再治疗，完全可以遏制住对心血的耗竭。如果不注意，放任了，进一步发展就到了需要补心的程度，就要吃"天王补心丹"了。

到这个时候，人体已经有一定程度的阴虚了，甚至出现了大便干燥。引起大便干燥的原因很多，最常见的是"上火"，胃肠实热，其次是气虚，肠道没力气把大便排出去。还有就是阴虚血虚，津液亏了，肠道干燥，所以大便困难。对于后面的这种情况在劳心的人，女性更常见，这时候的通便不是"去火"，而是补血，比如当归，在此时治疗便秘就非常有效，每天10～15克煎汤喝下，大便就轻松很多。"天王补心丸"里也兼顾到了这一点，用了当归，因为这种人津血已经被暗耗了。

阴血被耗虚了的失眠，仅仅用"归脾丸"去补脾，已经不足以及时解决失眠的问题。因为心血的补足需要一段时间，所以还要用天王补心丹，其在补脾、补心血的同时，增加了安神的成分，一边改善睡眠，一边等待心血的恢复。

和前面的朱砂安神丸不同的是，适合吃天王补心丹的人，除了失眠之外，一定会有些阴虚的症状，人也偏瘦，更符合"文弱书生"的特点了，心里一阵阵发慌。但他们的热象没有适合吃朱砂安神丸的人那么明显，如果心火很盛的话，吃朱砂安神丸更合适。

·服用方法·

这个药是大蜜丸，一般是一天两次，一次一丸，但按照古典医籍的最经典服用方法，是临睡前用竹叶煎汤来送服这个药，增加其即刻的安神效果。因为竹叶是入心经的，有清热作用，这种暗耗心血已久的人，难免会有热象，他们甚至会在舌尖上长口疮，这就是心火的典型表现，这个时候用竹叶煎汤应该是锦上添花，确实很对症。

柏子养心丸
越累越睡不着的失眠者

最早出处： 明代《古今医统大全》

使用年限： 500年

主要成分： 柏子仁、党参、炙黄芪、川芎、当归、茯苓、远志（制）、
酸枣仁、肉桂、五味子（蒸）、半夏曲、炙甘草、朱砂

总体药性： 温

功能主治： 补气，养血，安神。心气虚寒引起的心悸易惊，失
眠多梦，健忘乏力

典型征象： 失眠，乏力

　　这种失眠的人，虚的成分重一些，和上面因为阴虚，因为心火盛
而出现舌头红的失眠不一样；需要吃柏子养心丸的失眠的人，舌头颜
色是淡的，即便睡着了也是多梦的，而且容易受惊。平时显得没精神，
没力气，稍微运动就会感到心慌，而且有点响声就被吓一跳。常说的

"一惊一乍"的，俗话说是"胆小"，实际是"心虚"，所以药里用了黄芪补气。和前面安神温胆丸的那种"胆寒"不一样，那种"胆寒"的人是害怕黑暗，害怕独处，这种心虚的失眠人，是经不起突然的惊吓的，一点小声响也能把他们吓一跳。

西医学在谈到治疗失眠时，是提倡身体保持适度运动的，因为只有身体运动到对蛋白质构成消耗了，身体就会通过神经调节把身体的亏耗报告给大脑，大脑就会自动延长睡眠过程中的"慢波睡眠"时间。

人的睡眠是分"快波睡眠"和"慢波睡眠"的。"慢波睡眠"是我们睡得比较沉的那个阶段，在那个阶段人是不做梦的，也是身体的蛋白质合成修复的时间。如果一个人虽然睡着了，但是总做梦，而且醒了之后能清楚地复述梦的内容，那他醒来前一定处于"快波睡眠"中，甚至整夜都处于这种睡眠中，他睡醒了也会说不解乏，这样的睡眠质量就差，对身体的修复作用就差。

人一旦运动到一定程度，大脑可以主动地调长不做梦的那个睡眠时间，失眠的人容易入睡，而且容易进入深睡眠。比如你去滑雪，之后再泡个桑拿，即便之前你是个失眠者，我想那天你一定连做梦的力气都没有了，睡得非常好。

但是，这个办法也是因人而异的，比如这人本身就已经很虚弱，本身就到了要吃柏子养心丸或者吃"归脾丸"的程度，他反倒会越累越睡不着。这种身体劳累后反倒加重失眠的人，如果有这个特点，就是典型的脾气虚了。

中医对脾气虚有个诊断标准，叫"烦劳则张"，就是劳累之后症状加重的意思。比如神经性头痛，累了之后疼；比如发热，下午或工作强度加大后体温升高，包括累了之后反倒睡不着的失眠，都是"烦劳则张"的表现，都属于脾气虚，都要补，柏子养心丸其实就是给这种人预备的。这种人如果失眠程度轻，可以吃人参归脾丸，失眠程度重，就该吃柏子养心丸。但无论哪种，都不可能今天吃了晚上就睡踏实了，都需要两三天的过程，因为补气是需要时间的。

·服用方法·

　　这种药有水丸和蜜丸之分，如果是水丸，一次吃6克，如果是蜜丸，一次吃一丸，一般是一天两次。这个药里有肉桂、党参和黄芪，所以还是性质偏热的。除非气血很虚的人，有时候是会上火的，口干、口疮，甚至牙龈肿痛，这个时候可以用凉水送服，或者将药丸溶化之后放凉了再吃，也能稍微牵制一下热性。因为是通过补养达到安眠的结果，所以应该吃上一两周才可能巩固疗效。

人们都觉得中医是治慢性病的，事实上，如果没有中医治疗急症的药物，中国人怎么可能在一次次的瘟疫流行中劫后余生，繁衍至今？"驱邪外出"就是中医应对急诊的大法之一，众多性味苦寒，作用直接的解表、清热，祛火、化瘀药物就是先人使用娴熟了的"急诊用药"。要保持身体"内环境"的稳定、干净，要"安内"就得"攘外"。中医的"攘外之法"和驱邪经典药，不仅直指外界的侵袭、伤害，还包括身体异常时产生的"异己"，对它们的驱除也就是更高层面的自我保养。

第四章
四种驱邪经典

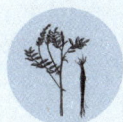

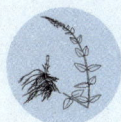

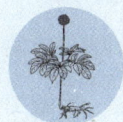

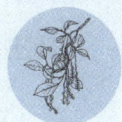

药房里买得到的传世名方

银翘解毒丸
被验证了两百年的感冒药

最早出处： 清代《温病条辨》

使用时间： 210年

主要成分： 金银花、连翘、薄荷、荆芥、淡豆豉、牛蒡子（炒）、
桔梗、淡竹叶、甘草

整体药性： 凉

功能主治： 辛凉解表，清热解毒。风热感冒引起的发热头痛，
咳嗽口干，咽喉疼痛

典型征象： 感冒发热，嗓子疼，舌边尖红

　　吴鞠通出生在容易流行热病的南方，是江苏人。乾隆五十八年，也就是 1793 年大疫流行，不少病人因治疗不当而死亡，类似现在的"非典""甲流"的爆发。吴鞠通用他创立的"辛凉解表法"抢救并奏效，于是名声大振。"银翘散"就是在此基础上出现的，

包括我们感冒时吃的桑菊感冒片、藿香正气散的"前身"也是出自他之手。经过了两百多年的临床检验，至今都是治疗感冒非常好用的中成药。

"甲流"流行时，卫生部推出了个新药，叫莲花清瘟胶囊，效果不错。其实这个药也是在"银翘散"的基础上发展变化而出的，应该尊"银翘散"为鼻祖的。我们现在能够在药店买到的感冒药——银翘解毒丸，更是从"银翘散"发展而成。

舌边尖红，嗓子疼的感冒是热性的

感冒很常见，中药治疗感冒的药种类也多，但真正选对了也不容易，首先就是没辨清是受寒的感冒还是受热的感冒。中医治疗是要分"风寒感冒"和"风热感冒"的，如果弄反了，效果肯定不好。

从治疗瘟疫开始发端的银翘解毒丸是针对"风热感冒"的，也就是说，这个药性是偏凉的，所以吃之前一定先要看看舌头。"风热感冒"的特点是舌质红，而且是舌边和舌尖红。与此同时，还有一个可以清晰辨别感冒属于热性还是属于寒性的办法，就是看看有没有嗓子疼、嗓子红，如果有，那这个感冒肯定是热性的，要用凉性的感冒药来治疗，银翘解毒丸就比较合适。

舌边和舌尖这两个部位，是心肺所主管的，心火、肺热的时候这个地方都会红，特别是孩子。因为舌尖是心所主，成年人有时候因为精神压力大，心火盛，失眠心烦的时候舌尖也会红，但孩子是"没心没肺"的，他们的舌尖红主要是肺热的征象。

　　银翘解毒丸往往适合春天的感冒，因为春天是阳气逐渐生发的季节，人体的阳气也从冬天里的闭藏逐渐强壮起来。这个时候的感冒往往偏热，在中医里叫"春瘟"，和秋天的感冒不同。

　　秋天寒气渐重，人的毛孔在此时是要逐渐关闭的，所以中国有"春捂秋冻"的讲究，之所以要冻，是为了通过主动的寒冷刺激，促进毛孔的关闭，使人体在寒冷到来之前率先建立起卫外的屏障，这个时候也是容易感受寒邪的时候，此时的感冒属于风寒性质的偏多。患这种感冒时，人觉得很怕风、怕冷，身上没汗，紧绷绷的，浑身酸疼，鼻涕也会是清稀的。仔细想想原因，往往是穿衣不合适受了凉，或者是天气骤冷着凉了。这时候如果吃中成药，常用的感冒清热冲剂、正柴胡冲剂或者通宣理肺丸比较合适。它们是目前中成药中，为数较少的偏温一点的感冒药。秋冬的感冒更常用，吃了可以出一身汗，一下就把寒邪推出去了，身体也就轻松了。

　　特别需要提示一下的是，有个能驱寒的中成药，叫感冒退热冲剂。它的药性却是偏凉的，和感冒清热冲剂虽一字之差，但性质相反，其组成更像板蓝根冲剂，其实没有退烧的作用。

　　风热的感冒很少像风寒感冒那样浑身无汗，一般都微微有点汗，但并不因为出汗而体温不高，在有汗的同时还会发热，而且会口干口渴，嗓子疼。如果是西医，一般诊断为扁桃体发炎、上呼吸道感染之类的。这种症状一出现，就说明侵袭体表的是风热之邪，这就要用"银翘解毒丸"了，里边既有清热药也兼顾到了退烧。吴鞠通创立它是为了治疗远比"风热感冒"还要严重的瘟疫，可见这个药确实很经得住临床考验。

体温骤然升高的感冒很可能是"流感"

很多人分不清"流感"和普通感冒。首先，"流感"是病毒引起的，它的全称是"流行性病毒性感冒"，所以一般没药可治。但流感病毒一般有自限性，等病毒的生命周期结束了，"流感"也就自愈了。因此，治疗"流感"的药物一般只是帮助改善症状，熬过病毒猖獗的那几天。

从症状上看，体温突然升高，其他症状还没出来，只是觉得浑身不对劲，一量体温已经烧到 39℃～40℃，之后才出现头痛，身体酸疼，嗓子疼之类的，这种往往是"流感"。

普通感冒则相反，可以先从嗓子不舒服、流鼻涕、打喷嚏开始，也没有"流感"那么严重的身体酸疼，并且少有发热的，即便发热，也不会太高。

不管是"流感"还是普通感冒，只要符合前面说的发热，头痛，有汗但不畅，嗓子疼，口干渴，舌尖红，都可以用银翘解毒丸治疗。而且可以按照病情的严重程度，稍微加量，如果是成人，一次至少吃两丸。

吴鞠通在原方下注释说，用"鲜苇茎煎汤"，现在药店里能买到的芦根也能达到这个效果，有鲜的最好，没有鲜的干的也可以。用芦根 10 克，白茅根 10 克煎汤送服银翘解毒丸，清热的作用会更好些。也可以在感冒流行的那一阵，用芦根、白茅根按这个比例煎水代替茶，每天喝。这两味药都是入肺经的，性质甘寒，虽然没感冒但干燥有火的症状会明显改善。

说到预防，很多人就想到板蓝根冲剂了，其实这是一个完全曲解中医的方子，按板蓝根提取物有抗病毒的作用去制备的。事实上，人对病毒的抵抗首先要借助自身的免疫力，免疫力在中医里是归脾肺之气所管的，也就是说，只要脾肺之气足，抵抗流感乃至其他疾病的能力就强。所以预防流感也好，普通感冒或者上呼吸道感染也好，更有效的不是板蓝根冲剂，而是玉屏风散。现在也有成药，叫玉屏风口服液，里面是黄芪、白术、防风三味药，因能帮助身体建立起抵御外邪侵袭的一道"屏风"而得名。如果你是一个很容易感冒，平时动不动就出汗的表气虚的人，在感冒流行之前，坚持吃一两周，这比看似针对病毒的板蓝根冲剂更有价值。

虽然板蓝根冲剂是针对病毒的，但每次流感的病毒都不一样，包括注射的疫苗也会随病毒的变性而每年变化。而每次流感的性质和流感引起的问题也不同，板蓝根能抗病毒是实验室的实验结果。病毒侵犯到人身时发生的问题，是因人而异，因时而异的，仅仅一个性质甘寒的板蓝根怎么可能照顾到？它既不具备玉屏风散的提高免疫力的作用，又不具备银翘解毒丸针对感冒后病体变化的综合配伍，所以说，它只是一个被误会的感冒药。

治感冒别忘通大便

清代名医程国彭在他的《医学心悟》中说："其人素有郁热，而风寒束之，热在内而寒在外，谚云'寒包火'也。"这句话的意思是：人如果平素内里就有热，再感受风寒，热在内寒在外，就形成了民谚所说的"寒包火"状态。

北京中医药大学东方医院的周平安教授，是著名的中医呼吸内科专家。北京几次"流感"，甚至"非典"时期，都是他贡献的药方，帮北京人度过了没有药物可以应对的病毒感染时期。

他在近几年给出的治疗感冒的方子，基本上都强调现在人的感冒多是"寒包火"型的，就是外边受了寒，身体里面却有"火"，这和屋子的取暖设备过好，食物的过分精良有很大关系。

中医讲，"肺与皮毛相表里"，皮肤是有散热功能的，如果这一功能受阻，热就会郁闷在体内，而且郁闷在肺经。北京儿童医院每年接诊的孩子中，有很多被称为"复感儿"，就是一年中有反复多次呼吸道感染的孩子。医生们发现，这种孩子基本上是被捂坏的，因为家长怕孩子着凉感冒，家里的温度很高，外出穿得很厚。恰恰是这种爱意，使孩子的皮毛宣透功能受阻，进而导致肺热壅盛，呼吸系统的感染自然接踵而至。

人"上火"和自然界的"火"有共同特点，因为都是燃烧，所以都会有发红发热的现象。有火有热的时候，鼻涕和痰的颜色一般都是偏黄的。严重的时候，清晨咳出的痰可以是棕红色的，是人经过一夜的"肺火"烧灼之后，肺内、咽喉部位的分泌液被浓缩的结果，这就是"肺火"的特点。

属于"寒包火"这种类型的感冒的症状是：发热，全身的皮肤发紧，汗很少——这是表寒；同时还有大便干，嗓子疼，呼吸时觉得自己的呼吸道是热的，痰和鼻涕发黄甚至发红，舌头的质地也很红，总觉得口渴咽干——这是内里有火。治疗"寒包火"比单纯的着凉复杂，如果不清内火的话，感冒就很难治好。

治疗"寒包火"吃中成药的话，一般要用感冒清热冲剂或者通宣理肺丸，这两个都是温性的解表药，可以使身体微微发点汗，借以发散包在体表的寒气。同时必须配合黄连上清丸或者双黄连口服液之类，清内里的火热，有时候甚至要缓泻一下，才能内外兼顾。

还有一种感受是温邪，同时里边也有火，等于内外都有热，这个时候就应该吃银翘解毒丸。再配合一点清内热的药，比如用大黄制成的"新清宁"片，使大便畅通，才能使肺热有去处。

中医讲"肺与大肠相表里"，所以通大便很重要。发热的病人，呼吸道感染的病人，即便用了消炎药，只要大便不通，体温就很难降下去。因为肺火唯一的通路就是大肠，大便也是人体重要的散热方式，只有大便通了，肺气才能清利，体温才能降下来。因此只要不是一个脾虚的，总是腹泻、大便不成形的人，无论是"风寒感冒"还是"风热感冒"，都一定要通便。可以用有通便作用的新清宁配合银翘解毒丸或者感冒清热冲剂一起吃，做到"里应外合"。

感冒时也可以吃补药

人体遇到病毒、细菌感染，一般都要发热。体质好的人，或者年轻人，有应激能力，可能一下子体温就升到39℃了。也有一种人，一辈子也发不了几次烧，即便遇到病毒感染。这种人往往肤色偏白，就是胖也是白胖、虚胖，比一般人怕冷，而且动不动就觉得累，那种胖是他属于阳虚、气虚的证据。这种体质的人，火力往往不旺，应激反应能力弱。这种人，或者是慢性病人，或者是体质虚弱的老人，一旦感冒，或身上长疮、皮肤感染，你看医生给他的药方，如果在清热解毒药之外还开了人参、黄芪之类的补药，就说明他找对医生了。医生在按照中医"托毒外出"的办法，用补药帮他把外来的病邪推出去，这是中医治疗虚人外感的法则，为的是调遣这类人的"火力"，唤起他的应激能力。所以，并非只要感冒了，所有补药都要停用，要因人而异。

比如体质很虚的人感冒了，有个经典的方子叫"人参败毒散"，是宋代的时候钱乙创立的，这个方子就是在一堆治疗感冒发热的常规药物中特意加人参，占解表药十分之一的分量，针对的是虚人感冒。因为他们体质太虚了，不用人参之类的补气药是不可能把风寒抵挡出去的，用补药是为了助他的火力，提高他的免疫功能。

人参败毒散现在也有了中成药，如果买不到，但确属体质偏虚，年岁也大了，出现了怕冷、头痛、身上疼等感冒症状，只要舌苔不是黄腻的，舌头质地也不太红，可以用感冒清热冲剂配合一点人参同服。如果虽然虚弱，但舌头偏红，有点阴虚，可改用西洋参，就是自制的人参败毒散了。但是要注意，感冒的时候，除了这种补气的药和保养品之外，其他的补品是要停用的，特别是阿胶之类的补血药，因为它们很难消化。如果这个时候吃了，等于增加了胃肠的负荷，影响了脾气，对感冒的康复很不利。

·服用方法·

这个药是大蜜丸，平时很少吃中药的人可以按照说明一次一丸，一天两次。如果经常吃中药，而且身体不是很弱，应该加量，可以每次吃两丸。或者是保持原来剂量但同时与其他感冒药配合服用，比如内热大的人，可以配合双黄连口服液；如果已经有咳嗽出现，有气管炎趋势的，可以加服急支糖浆；如果能买到芦根，当然了，鲜的最好，用芦根煎汤送服，疗效更好。

有的人一说到感冒就想到喝姜汤，那得是寒性的感冒，就是着凉之后引起的，适合用感冒清热冲剂来治疗的时候，可以用热的姜汤送服这个冲剂，为的是帮助药物驱寒。但是一旦出现了嗓子疼，舌头也是红的，姜汤是绝对使不得的，只会加重病情，而且现在人的体质，一般都夹杂内热，所以很少有人适合单纯用姜汤治疗了。

作用类似的中成药

✅ 双黄连口服液

这个药是纯粹的清热解毒药，里边是金银花、黄芩和连翘，所以吃起来味道也苦，适合用来治疗风热感冒或者属于热性的呼吸道感染，比如咳嗽，气管炎，扁桃体炎。而且这个人的舌边舌尖是红的，表明他上焦有热。

✅ 藿香正气水

这个药是温性的，里面还有明显的酒味，喝下去觉得食道都发热。大家奇怪：温性的药物怎么在夏天吃？因为夏天湿气重，怎么使湿的东西变得干燥？显然是要用热把它蒸化掉，所以去湿就要用温性的药物。夏天感冒发烧的同时胃肠不舒服，恶心、腹泻，舌苔是很腻的，也就是我们说的"中暑"，都属于中医说的"湿"，很适合吃这个药。

即便不是夏天，没有中暑，只是吃得不舒服了，或者是得了我们所说的"胃肠型感冒"，发烧的同时肚子不舒服，水泻，但又不是痢疾，这个时候不用吃消炎药，因为不是炎症，就是一种失调，用藿香正气水也很适合。再比如秋冬，吃羊肉的同时喝了冰水，结果胃像被堵住了一样，再着点风，接下来就会恶心，老百姓会说是"伤食"了，以后可能连羊肉都不想吃了。这个时候就可以服用藿香正气水，配合加味保和丸，一个除湿，一个消食，可以及时纠正症状，也保住了对羊肉的继续喜好。

龙胆泻肝丸
长在腰上的疱疹，偏于左侧的头痛

最早出处： 金代《兰室秘藏》

使用历史： 980年

主要成分： 龙胆、柴胡、黄芩、栀子、泽泻、木通、车前子（盐炒）、
当归（酒炒）、地黄、炙甘草

整体药性： 寒

功能主治： 清肝胆，利湿热。用于肝胆湿热，头晕目赤，耳鸣
耳聋，耳肿疼痛，胁痛口苦，尿赤涩痛，湿热带下

典型征象： 面红目赤，口苦耳聋

这个方子最早是金元名医李东垣给一个富人治病时用到的。李东
垣在他的书中这样记录："一富者前阴臊臭，又因连日饮酒，腹中不
和，求先师治之。曰：夫前阴者，足厥阴肝之脉络循阴器，出其挺末。
凡臭者，心之所主，散入五方为五臭，入肝为臊，此其一也。酒者，

气味俱阳，能生里之湿热，是风湿热合于下焦为邪。龙胆泻肝汤，治阴部时复热痒及臊臭……"后世在李东垣此方的基础上加了黄芩、栀子、生甘草，增加了清热的力量，并一直沿用至今。

就这么一个龙胆泻肝汤，有人写了一整本书，其中列举了多种疾病，几乎涵盖了内外妇儿诸科。看似复杂，实际上，各个病种都是万变不离其宗的，就是都要由肝火和湿热引起的，而且无论是肝火还是湿热，这个病人不能有虚的问题，身体要比较年轻、壮实。只有这样，才能经得起苦寒清热药的作用，也才能用同一个"龙胆汤"来异病同治。

专治长在腰部的"带状疱疹"，发于左侧的"偏头痛"

已经是常用中成药的龙胆泻肝丸，目前最常用来治疗"带状疱疹"，就是我们俗话说的"缠腰龙"。这是一种神经被病毒感染之后长在皮肤表面的疱疹，因为是神经被感染了，所以疱疹总是沿着神经的走向分布。之所以叫"缠腰龙"，就是因为这种感染更多地发生在肋间神经，所以疱疹也是沿着肋间神经的分布长，结果就像条缠住了腰的带子一样。如果三叉神经被感染，疱疹可以侵袭到面部甚至眼睛，比"缠腰龙"还要难忍。

因为是病毒感染，所以至今世界上也没特效药，主要是靠病人自己的抵抗力熬过病毒的生命周期，最终自愈。因为疱疹会让人坐立不安，疼痛难忍，所以必须求助中药。吃了龙胆泻肝丸之后，至少可以让长疱疹的局部不那么火烧火燎地疼了，疱疹的吸收时间也会缩短。

因为疱疹是长在腰部的，而且疱疹开始时是红的、热的、痛的，都符合中医火热的特点，腰这个部位是中医肝胆所"住"的，所以要清肝胆之热才能缓解。龙胆泻肝丸里有入肝胆经的，苦寒的龙胆草，正好能有力地去火。大家知道黄连苦，而龙胆草是一味比黄连还苦的药物。春天的时候很多人得"爆发火眼（红眼病）"，也就是结膜炎，眼睛很红，很痒，甚至肿，包括沙眼，这个时候吃一点龙胆草非常管用。龙胆草很细，可以切成很薄的小片，泡水或者用水送下去很快就起效了，借的就是它入肝胆经，苦寒清热的作用，因为眼睛是肝经所过的，"肝开窍于目"。

龙胆泻肝丸还可以治疗偏头痛。有偏头痛毛病的人很苦恼，因为没有特效药，一般都是在头痛的时候吃止疼片将就一下，结果下次还继续痛，反复发作。之所以不能根治，主要是没解决偏头痛的成因。正规治疗偏头痛的办法，是在不痛的时候吃中药，在每次疼痛发作的间隙通过中药把病根儿去了。

能造成偏头痛的原因有很多，有的是血瘀，这种痛一般痛点很固定，每次犯都在那个位置，伸出舌头来颜色发暗甚至是紫的，边上还有瘀斑。有的是失眠导致的，只要睡不好觉就痛，所以能让患者入睡的药物就是最好的止疼药。还有的是气虚导致的，累了之后就犯，特别容易在下午加重，因为人的阳气在早上是最充沛的，到了下午就相对虚弱了。一个气虚的人，下午的气虚肯定比上午严重，他的偏头痛就会在下午犯。

我遇到过一个很古怪的偏头痛的病人，吃了很多止疼的中成药，比如芎菊上清丸、正天丸，但都不管用，后来居然吃"归脾丸"逐渐好起来了。"归脾丸"里可是一点止疼药都没有，还不像前两个药，毕竟还有川芎、菊花、篙本之类中医治头痛的药，"归脾丸"是补脾的，里面以补药为主。

这个人的头痛特点是吃饱了饭之后痛，吃得越饱越痛，所以他经常为此饿肚子，因为饿总比头痛好受一点。我们有经验，吃完饭后人都会犯困，用西医讲，饭后身体里的血忙消化去了，大脑供血相对不足所以就困；用中医讲是脾气去运化五谷了，不能保证清阳之气濡养头目，所以饭后会困。这个饭后头痛的人与此同理，脾虚，运化食物的能力原本就不足，饭后正是脾气集中使用的时候，这个时候往往没多余的力量维持上扬的清气了，而头是"诸阳之会"，阳气不足自然会痛。光是吃饱了就痛这一点，就足以证明他是脾气虚导致的偏头痛，所以才可能吃"归脾丸"见好，这才真是治到了病根儿上。

龙胆泻肝丸治疗的偏头痛，一定是因为肝经有热导致的头痛，而且头痛的位置最好是偏左的，疼到眼睛都发红，头部的静脉有怒张、发青的趋势，用这个方子效果会很明显。因为中医讲"左肝右肺"，偏左的疼痛部位正是肝经所住，青也是肝的颜色，青筋暴露是肝火的症状，这个时候的头痛吃龙胆泻肝丸，正好削弱了暴躁的肝气肝火。但是要注意，疼痛止了就要停药，因为其中的龙胆草实在是太苦寒了，如此苦寒的药物如果长期吃肯定要伤肝血、元气。这个问题李东垣在首创这个方子时就意识到了，否则，他不会在清热药中加上当归和生地黄这两个固护阴血的药物，这是很有讲究的。

这个"祛火"药能解决隐私问题

李东垣最早用"龙胆方"治愈的是一个阴部臊臭的富人,可以看出这个药对位于人体下焦的湿热症状,效果很好。所以这个药物的"主治说明"里也有:"亦治小便淋沥,阴肿阴痒等湿热下注之证。"这就是说,龙胆方还能治疗阴部瘙痒,泌尿系感染之类的疾病,这就涉及隐私问题。

一涉及隐私部位,很多人就慌了,甚至想到性病上,为此在小诊所花很多钱打抗生素治疗,其实有点用力过度了。男性的阴囊湿痒,女性的白带发黄,阴道瘙痒,或者是泌尿系感染,有的时候就是湿热下注,特别是夏天,七、八月份,透气不好,局部的清洁没保证。如果这个时候正赶上你的身体抵抗力下降,比如很累的工作,或者搬家忙装修,总之一切违反常规或者超出常规的生活方式,都可以使体质下降,问题就来了。

很多人白天忙了一天,到了夜里突然泌尿系统感染犯了,很严重,坐在马桶上想尿又尿不出来;或者是霉菌性阴道炎出现了,阴道瘙痒,白带和豆腐渣一样……这种急性发作的时候往往是实性的,湿热就是实性的问题之一。这个时候就该用龙胆泻肝丸,因为人的阴部是肝经巡行的部位,由肝所主,要用能清肝胆湿热的药治疗。有的年轻人出现了阳痿问题,遇到老中医,几服龙胆泻肝汤就让雄风重振了。他很奇怪,和以前开给他的药一点都不一样呀,一味补肾的好药都没有,一服药才三块多钱,居然把那些用昂贵的补药都没治好的阳痿治好了。

其实，权威的男科医生对 400 位阳痿病人做过统计，发现其中很多是年轻人，而且大多身体很壮实，虽然阳痿，但并没有肾虚时该出现的头昏眼花，腰膝酸软，牙齿松动之类的表现。真正由肾阳虚导致的阳痿只有 7% 左右，更多的人，要么是因为肝郁，要么是因为湿热，总之都不是能通过补药来改变的。这种吃"龙胆方"痊愈了的阳痿，很显然是由湿热导致的。这种人可能很喜欢喝酒吃肉，年纪很轻，新婚宴尔，看着身体很壮实，但舌苔却是黄腻黄腻的，舌质也很红，和李东垣用"龙胆汤"最早治好的那个富人病理情况类似，都是身体里的湿热很重，重到了阻滞肝脉的程度。这个时候，被肝所主的阴器的功能就要受到影响，可以发生 800 年前那个富人的阴部异味，也可以发作为性功能障碍。这种时候，如果用补肾药，只能增加湿热，使肝脉进一步阻滞，阳痿只会越治越重，花很多钱却办了坏事。

无论是阴囊的瘙痒还是阳痿，或者是白带问题，用"龙胆丸"之前一定要先看看舌头，如果舌质是红的，舌苔还发黄，甚至是腻的，那更是但用无妨，因为种种指征都说明你处于一种实火、湿热状态，必须通过苦寒清热的办法解决。只要是实热，肯定一用上就有效，三天下来症状就减轻甚至消失了。但如果过了三天还不见丝毫动静，那就说明不是实热，不该用这么苦寒的药，就要马上停，否则非但治不好原来的问题，还会把正气伤了。

"泻肝丸"也能泻心火

"龙胆丸"虽然是"泻肝"的，其实还可以用来泻心火，因为这个方子里还包含了"导赤散"、木通、生地黄、甘草。前面说龙胆丸可以治疗急性尿路感染，也是因为它有"导赤"的作用。

赤就是红色，红色是心的颜色。无论舌质红还是嗓子红，还是小便发黄发赤，只要和红色有关，就都是上火的症状。包括脸上长的痤疮发红了，也说明正处于火热状态，是急性炎症期，要用皮肤科外用的消炎药或者中药里的清热药治疗。

小便发红，舌尖也发红的时候，这个火是从心里出来的，因为舌尖是属于心的。一个精神紧张，压力很大，夜里失眠或者多梦的人，舌尖肯定是红的。用"导赤散"就是把心火通过小便排出去。因为中医讲，"心和小肠相表里"，小肠在中医里主要和泌尿有关，什么时候小便不那么红了，心火也就消了。

为什么"龙胆丸"里要包含"导赤散"呢？因为中医有"实则泻其子"的理论。在五行中，木是生火的，木是火之母，火是木的子，心是肝的子。前面讲了，"龙胆丸"是治疗肝胆湿热的，肝胆有湿热的时候，作为"母亲"的肝处于实热之中，要想把它的实热清了，可以通过泻它的"子"，也就是泻心火来釜底抽薪。为此，古代医家才会在"泻肝丸"中加入清心的方子。

有的时候，高血压病人吃牛黄清心丸也能把血压控制住，一个是因为心主血脉，心火本身和血压有关。另一个原因就是清心的同时等于在降肝火。所以，如果你的高血压是肝阳上亢型的，平时脾气很暴躁，一点事就动肝火，青筋暴露的，吃点牛黄清心丸也可以帮你消肝气呢。

清肝疏肝时要用当归"护驾"

2000 年的时候，龙胆泻肝丸因为吃出了肾衰竭被指令停用，其实这不是方子的错，而是其中的药物选择错误了，用一个有肾毒性的"关木通"错误地代替了"木通"，结果问题就来了。那个事件后，药监部门对"木通"做了严格管理，引起肾毒性的关木通被禁用了。但即便如此，这个药也不能长期吃，因为中医对祛火药，特别是像"龙胆泻肝丸"这样苦寒程度的祛火药，有个说辞，叫"中病即止，不必尽剂"。意思是，火去了，就要停药了，不要把所有的药都吃光，因为苦寒药久服会伤正气。其实，这一点，在这个方子中就已经显现了。

这个药中有当归和生地黄，其实有点中医常识的人都知道，这两个药对于"龙胆丸"特指的湿热是禁忌的。因为它们可以把湿热收敛在体内，加重湿热，引起"闭门留寇"的后患，之所以还是用它们，就是为苦寒的药善后，"保驾护航"——"然皆苦寒下泻之药，故用归，地以养血而补肝"。

这个当归很值得说，一般人只知道它是补血的。在妇科方子中，有"十方九归"的特点，就是十个开给女性的方子，有九个里面有当归，这看起来好理解，女性嘛，总是容易血虚的，用当归是为了补血。其实，补血只是用当归的原因之一，当归在妇科药里的另一个作用和在"龙胆丸"中一致，通俗点说是为了"保肝"。但是这个"肝"是中医的"肝"，其中包括了我们得肝炎的那个西医概念的"肝"，还包括了和情绪乃至生殖相关的部分。

中医的肝是一定要是条达的，所谓条达，就是舒畅，没有郁闷，不出现肝郁。为此，中医的"疏肝解郁"之法很多人都很熟悉，一个人生气之后，会觉得憋闷，胸胁胀满，不想吃饭，喜欢长出气，好像通过出气能使憋闷减轻似的……种种症状都是肝郁，那么好了，疏肝解郁吧。

我见过一个肝炎病人，确实有肝郁的症状，又是肝炎，他的方子一直是疏肝的，每次都有柴胡，而且剂量不小，一直吃了一年多，非但没见好，反倒人燥得不行。医生也奇怪，难道疏肝还错了？确实错了，不是不该疏肝，而是他忘记了中医所说的肝的特点。

中医的肝是"体阴用阳"的，什么意思？就是肝是藏血的，本身是属于阴的，只有在肝血旺的时候，肝的阴有保证的时候，肝的条达疏泄的功能才能发挥。如果是因为疾病，或者因为药物，把肝血耗光了，体都伤了，何谈用呢？当初那个治肝炎的方子里要是经常用上当归，病人不会被治成那样。

妇科药里常用当归，也是因为女性肝郁的多，比如林黛玉，其实她的身体问题都是从气上得的，都是因为生气，郁闷、压抑。别小看这个生气，只要不舒解出去，最终会把她的肝血都耗竭了。所以，林黛玉最终很瘦，是典型的"阴血虚"了，包括她的结核病，和阴虚互为因果。所以，在妇科药中用当归，也是为了把肝血补充上去，防止肝气对肝血的过度消耗。女性用当归做保养品一般不会错，血虚的时候可以补血，生气而肝气郁的时候还可以维护肝血的正常。而女性的生气、郁闷，就和她们出现的血虚一样，都是非常常见的问题。

由此我们也可以看出，即便是加了当归、生地黄之类补血药的龙胆泻肝汤也需要"中病即止"，更何况那些没有加补血药的纯粹的清热药、疏肝药。这个方子的使用禁忌，倒是给了那些喜欢自己吃祛火药的人一个提示。

·服用方法·

这个药主要是水丸，没有蜜制，这也是为了保证苦寒的药力不因为蜂蜜而变缓，可以直达病所。很多上火的人"恨病吃药"，吃着龙胆泻肝丸还要再喝苦丁茶之类的，这就过了，因为过于苦寒会伤胃气。

因为这个药物苦寒，所以一般情况下遵照常规说明服用就可以了，一般是一次6克，一天两次，不要过服，而且要记得见好就收。

作用类似的中成药

❤ 当归龙荟丸

这个药没有清湿热的作用，主要是为了泻肝火，那些因为肝胆火旺带来的心烦，头晕，耳鸣耳聋，胸胁胀满乃至便秘是很对症的。但是因为肝火引起的便秘毕竟是少数，更多的是因为胃火引起，特别是口中有臭味，之前又吃过辛辣的、容易上火的食物之后出现的便秘，牛黄清胃丸或者黄连清胃丸就更适合。适合用当归龙荟丸治疗的便秘，应该伴随有胸胁胀满，耳聋头晕等肝火旺的症状。

✔ 泻青丸

这是一个紧急清泻肝火的中成药，有的人因为情绪因素得了突发性耳聋，舌头是红的，小便也是红的，而且口苦得厉害，这个时候，"泻青丸"最适合紧急服用。

在中医理论中，青是肝的颜色，"泻青"就是"泻肝"的意思。但这个药和龙胆泻肝丸一样，都要见好就收，不能长期服用。如果吃了一段时间仍不见效，那可能是不对症，要调整药物而不是继续吃或者加量了。

牛黄清心丸
当你心力交瘁时

最早出处：宋代《太平惠民和剂局方》

使用历史：930年

主要成分：牛黄、当归、川芎、甘草、山药、黄芩

整体药性：寒

功能主治：清心化痰，镇静祛风。用于痰热上扰引起的胸中郁热，惊悸虚烦，头晕目眩，中风不语，口眼㖞斜，半身不遂，言语不清，神志昏迷，痰涎壅盛等症

典型征象：急火攻心导致的头晕目眩，神志不清

　　牛黄清心丸是国人最熟悉的经典老药，即便在近国日本、韩国，"清心丸"也是他们的常用药。这个药又叫"局方牛黄清心丸"，因为始见于宋代的《太平惠民和剂局方》，用到现在已经是历久不衰的效验名方了。清代之后，当时的名医又对它进行加减化裁，最后定为"清

宫秘方熬"。虽然重在一个"清"字上，但药物组成是攻补兼施的，是一个集清心化痰开窍与滋补强壮于一体的急救药，也是现在同仁堂的十大名药之一，甚至成为外国人来中国时经常要买的旅游产品。

其实，中国有"人参杀人无过，大黄救人无功"一说，这是在形容中国人对补药的喜爱。大家都觉得开补药的医生是好医生，即便是补错了也认了，而如果用泻药治病，无论是医生的医术还是对病人的接受都是个考验。在这种传统意识中，以"清心"见长的牛黄清心丸能成为常用药，重要原因之一就是现在的人心不静，因为"心火"导致的问题越来越多，这才使这个"祛火"成了时尚。

乐疯了的范进该吃牛黄清心丸

我见过一个病人，平时身体很好，没有其他基础疾病，也不过四十岁的样子。有一年年终的时候，因为资金问题公司突然面临危机，他是领导，跟着着急了好几天，终于在就要放假的时候出事了。平时思维严谨的他突然变得思维混乱，语无伦次，同事吓坏了，赶紧把他送进医院。医生一开始也诊断不清是什么原因，甚至想到药物中毒上去了。正好这时候来了个中医，让他伸出舌头，发现舌尖非常红，上面似乎有细碎的裂痕，这个中医马上诊断，是"心火"太盛了，紧接着就让人去外边的药店买回了最好的牛黄清心丸，让病人吃了两丸。到了傍晚，病人好像换了个人似的，逐渐清醒过来，自己慢慢明白了刚才发生的事。

在中医里，这就是典型的痰热、心火上扰，用西医的话说，就是精神受了强烈的刺激，一过性的精神障碍。如果没有这两丸牛黄清心丸，估计他的复原还要花很长时间，因为炽盛的"心火"没法清解下去。

这个病人后来有了经验，每当自己觉得压力大了，精神紧张了，夜里睡不好，心里觉得烦了，感到快要心力交瘁的时候，再看看舌尖，又是红得明显，就先吃一两天牛黄清心丸，让自己的心绪平静下去，像那样的一过性精神障碍就再也没有发生过。

中医的"心"，不仅包括了每天给身体泵血的跳动的心脏，还包括精神和意识，所以在心肝脾肺肾这五脏中，只有心是不带"肉月"偏旁的。这就意味着，中医里边只要提到"心"，就不单是心脏的物质结构，还包括我们不能直接看到结构的精神、思维、意识。所以"清心"就有帮助恢复正常意识的作用，因此，牛黄清心丸也可以视为中医的"精神类药物"，用于比较轻微的精神异常的治疗。

我们都知道范进中举的故事。久考未中的范进，过度惊喜于自己中了举人的消息，俗话说是"乐疯了"。这是完全可能的，在心理学中，不管是喜讯还是噩耗，只要是过分的精神刺激，只要引起情绪的巨大波动，都可以产生精神乃至躯体问题。比如很多高血压、冠心病病人，会因为遭受突然打击发病，也可以因为看了一场紧张的球赛而发病。具体到范进，之所以会"乐疯了"，因为中医讲"喜为心志"。

中医的五脏和五种情绪相对应，其中，怒对应肝，悲对应肺，恐对应肾，喜对应心，所以我们形容一个人暴怒的时候会说"大动肝火"，至于范进，就是因为过喜而使心神涣散了。涣散了的心神自然导致意识的昏聩、混乱。当时的范进是被岳父打了个嘴巴，逐渐清醒起来，那个嘴巴有终止大喜的作用，大喜停止了心神会逐渐清静下来。当然了，如果当时有牛黄清心丸的话，效果自然更好。

"上火"，特别是上心火是现在人常见的，虽然不至于出现精神混乱这种极端状况，但心火会以其他形式、症状出现，最典型的是长口疮。口疮很常见，但一般情况下是长在舌边或者口腔黏膜上，那种情况一般是因为吃了辣的引起的"胃火"，而因为"心火"而长的口疮有个特点，一定是长在舌尖的。这个时候你回忆一下，要么是最近压力很大，赶时间做什么事情，要么是情绪不好，为什么事情着了很大的急。舌尖口疮或者舌尖红，就是典型的"心火"指标。这个时候要吃药的话，就不是普通的黄连清胃丸之类的了，也不可能像去"胃火"那样通过泻肚、通大便来解决，而是要吃"清心丸"这一类，而且要通过利小便来达到泻火的效果。因为中医讲，心与小肠相对应，中医说的"小肠"主要负责泌尿功能，也就是说，如果是心火盛，舌尖红，舌尖长口疮，只有小便利了，症状才能缓解。

我见过一个孩子的例子。白天父母不在家，他一个人煞费苦心地在自己家的院子里编了个小栅栏，满以为会被父母夸奖。谁想，父亲回来后，觉得栅栏挡路，随手就给毁了。于是，孩子大哭一场，连饭都不吃，不仅如此，到了晚上居然开始"尿血"，这下可把父母吓坏了，担心是肾炎，好端端的怎么小便变成红色的了？赶紧带孩子去医院。还好，遇到了一个有经验的医生，详细地问了病发前的情况，然后告诉父母，不是"肾炎"，就是孩子因为生气、恼怒上了"心火"，"心火"下移到小肠了，所以小便才发红，好像"尿血"一样。医生给开了几服药，只吃了两服，症状就全好了。那服药就是以另一个名方

"导赤散"为基础加减的。

很多人有泌尿系感染的毛病，这种情形女性更常见。她们自己有经验，一种是劳累之后发作，一种是着急上火之后发作。后者就要通过清心利尿来治疗，就和这个孩子吃"导赤散"是一个意思。赤就是红，红是入心经的，所以"导赤"就是"清心"之意。这个方子很简单，就三味药：竹叶、木通、甘草。三味药都是入小肠经的，所以都能清热利尿，小便一利，心火就泻了。现在药店里也能买到它的中成药。

如果你因为压力很大已经感到心烦了，夜里也睡不踏实，舌尖红，舌尖都长口疮了，不一定马上就吃牛黄清心丸，但可以用"导赤散"这个作用相对和缓一些的药物。通过利尿而去"心火"，也能及早防止"心火"的"燎原之势"。

过分贪吃是"心火"问题

现在人都担心胖，都在减肥，导致肥胖的原因很简单，无非就是摄入的大于消耗的，通俗地讲就是吃得多、运动少。吃得多是很多减肥人难以克服的问题，他们很难改变自己食欲旺盛的问题，总是觉得饿，这个时候，就要考虑到"心火"的问题。

因为五行理论中"火生土"，"火"对应的是"心"，"土"对应的是"脾胃"，"心"是"脾"之母。作为"母亲"的"心"如果亢奋，"心火"过于旺盛，自然要影响到作为"孩子"的"脾"，所以"心火"盛的人往往胃口也超好。

西医里有一种病，叫"饕餮综合征"，是一种典型的"心身疾病"，往往事发于精神压力，情绪因素。患者为了排除压力而狼吞虎咽，大吃大喝，这就是"饕餮"的意思。这种疾病最多出现在失恋的人身上，很多女性因为失恋而变得肥胖，好像变了个人。

用中医分析这个成因，就是因为心中有火，影响到脾胃，脾胃功能异常亢进，所以胃口异常地好，饭量大增。治疗这种人就不能单纯地盯住脾胃了，还要"清心"。只有把"心火"消减了，换句话说就是情绪平稳了，"饕餮"的习惯也就改了，脾胃的功能才能如常。

治疗胃火的药物时常要用到黄连，比如"黄连清胃丸""牛黄上清丸"里都有，因为黄连入心经、胃经，不仅能直接清胃，还可以通过"清心"而对亢奋的脾胃功能"釜底抽薪"。所以如果你有舌尖口疮的心火问题，或者因为精神不痛快而总是下意识地想吃东西，可以吃吃含有黄连的清火药，也可以直接用黄连1克泡水，能心火、胃火兼治了。黄连虽然苦，但它的苦味很正，并不难以下咽。

这是"心火盛"对脾胃消化的影响，还有一种人与此相反，是"心火"不足，确切地说是"心气不足"，没心气儿了。作为"母亲"的"心"的动力不足，自然要影响到作为"孩子"的脾胃功能。常常是遇到特别失望、悲观的事情之后，所谓"哀莫大于心死""万念俱灰"的时候，肯定没心情吃饭，没有任何胃口。电视剧《刘老根》里高秀敏演的那个角色，怀疑自己是肺癌，结果吓得失魂落魄，茶饭不思。后来医生推翻了这个误诊，告诉她只是普通的肺炎，她马上胃口大开，一连吃了三根香蕉。

无论是现代医学还是中医学，都十分重视病人的胃口，患相同疾病的人，一个能吃，一个不能吃，仅靠输液，即便输液的营养物质比吃饭还要全面，但胃口好的那个病人肯定比不能吃饭的那个病人预后要好得多。因为胃口的好坏不仅是消化功能的指标，更是中医"心"的指标，胃口好至少说明了病人有求生欲，精神没有崩溃，而这在疾病的预后、生命的保有上至关重要。

家中该备的中医"急救三宝"

牛黄清心丸可以救助一些急性的精神障碍，但这种疾病的程度不能太重，只是比一般的着急上火严重一点。真的影响到神志的时候，中医有更加有效的"急救三宝"，即便在现在，很多家庭也值得储存一些，以备不测。这"三宝"分别是安宫牛黄丸、紫雪丹和至宝丹，都是大寒大凉，传世的"祛火"老药。

安宫牛黄丸从清代开始就有了，之所以叫"安宫"，是因为中医认为"心"是人身的君主，所以要住在皇宫里。药物安抚的这个"宫"就是"心的宫殿"，其实包含了"清心""安心"之意。除了安宫牛黄丸之外，还有个药物叫牛黄清宫丸，清热和救急的功能都不及安宫牛黄丸，一般用在发热、烦躁、头痛、眩晕、惊悸不安的时候，包括孩子因为高热的抽风，虽然也是清"心"火，但药力远不及安宫牛黄丸，感冒发热时常会用到。

安宫牛黄丸里面有牛黄、犀角、麝香、黄连、黄芩、生栀子、朱砂、珍珠、冰片、雄黄、郁金等。虽然现在用人工牛黄代替了天然牛黄，犀角也改用水牛角浓缩粉代替，但多年来的实例表明，大量水牛角足以与犀角媲美，所以现在的安宫牛黄丸依然有神效。"非典"时期，很多病人是高热、昏迷，安宫牛黄丸的现代制剂"清开灵"救了很多人的命。现在临床上用得更普遍的醒脑静和清开灵同一出身，但前者比后者更安全有效。

紫雪丹在"三宝"中历史最悠久，因为外观如"霜雪紫色"而得名，且药性大寒，所以也是"冷若霜雪"的。其中有大寒的石膏、寒水石、滑石、犀角、羚羊角、麝香及朱砂等。如今市面上较多的，是该药的另一种剂型，叫"紫雪散"。

至宝丹的古方不仅有麝香、犀角、琥珀等昂贵药材，还需要用金银箔，这是为了加强药方中琥珀、朱砂的镇惊安神之效。如今至宝丹中的犀角也已改成了水牛角浓缩粉，市面上常见的是"局方至宝散"。

"急救三宝"过去主要治疗感染性和传染性疾病，一般都有发热、昏迷出现，现在也广泛用在脑损伤、脑血管意外上，但必须有明显的热象，至少舌头要很红，舌苔要黄，呼吸的声音很重，即便是昏迷了，也有很粗的喘息声。但三者药性不同，安宫牛黄丸最凉，其次是紫雪丹，再次是至宝丹。

安宫牛黄丸适于高热不退、神志昏迷、"稀里糊涂"的患者。

紫雪丹适于伴有惊厥、烦躁、手脚抽搐，常发出响声的患者。

至宝丹对昏迷伴有发热，神志不清，但不声不响的患者更适用。

综合这些特点，中医间口口相传就成了"乒乒乓乓紫雪丹、不声不响至宝丹、稀里糊涂牛黄丸"。

只要符合这个指标，不管是脑出血还是脑血栓，还是因为煤气中毒、外伤导致的昏迷，都可以尽快服用。越尽快保护脑细胞，后患越小。因为脑细胞是最高级的细胞，因为高级也就金贵，缺氧几分钟，就会出现细胞死亡。能及时吃对安宫牛黄丸，就是在抑制细胞死亡。

·服用方法·

牛黄清心丸为红褐色的大蜜丸，气味芳香，味道微甜。用温开水口服，一次一丸，一日一次。

作用类似的中成药

❤ 牛黄解毒丸

牛黄解毒丸比牛黄清心丸使用得还要普遍，因为它解的毒是更为常见的肺胃之毒，是去除肺胃火热的传统"祛火药"。它适合治疗的是因为饮食过于辛辣、油腻，或者是因为天气干燥引起的上火症状，比如口臭、口疮、大便干、嗓子疼。这个时候，吃牛黄解毒丸缓泻一下，火气就消了。但是要注意，曾经有吃了三年牛黄解毒丸而出现肝腹水的病例，因为这个例子的出现，使用了多年的牛黄解毒丸几乎被打入冷宫。但这绝对不是牛黄解毒丸的错，错在了常年长期地使用。对于牛黄解毒丸这种典型的祛火药，一定要遵从中医"中病即止，不必尽剂"的总纲，就是上火的症状消失之后马上停药，绝对不能长期服用。因为即便是药物没有毒性，任何人也经不起常年的"清热祛火"，过度"祛火""清热"就是对正常功能的折伤。

一般情况下，这个药每天两次，一次一丸就可以，如果身体较壮，体重较大，可以每次增加到两丸，一般不超过三天。

黄连清胃丸

这是针对胃火的祛火药，最适合用在吃了过多的辣椒、油腻之后，出现了口臭、便秘等。有的时候在吃麻辣火锅之前，可以少量服用一点，也能对胃火起到防患于未然的作用。在感冒发热也属于热性的时候，如果手边没有很好的祛肺火的药物，用这个清胃丸也可以替代一下。因为它可以通便，而大便通畅对肺火、胃火都是有效的遏制。

一般一天吃两次，一次吃一丸即可，最多增加到两丸，连续服用不应该超过三天，如果感到问题还没解决，就应该考虑上火之外的其他问题了。

新清宁片

这是一种纯大黄制剂，从大黄提取出来的成分，主要的作用就是通便，所以对于无论是肺火还是胃火引起的便秘都适用。因为它有通便效果，所以很多想减肥的人把它当成减肥药，这是大错特错的。

先不说这样的减肥没能从根本上杜绝肥胖的成因，更重要的问题是，大黄这样的泻药是有依赖性的。今天吃 5 片可以通便，1 周后，5 片的效果就差了很多。如果你依赖这样的药物来通便，只能不断地增加药量，所以它只适合于胃火、肺火引起的便秘，长期的慢性便秘要找原因，绝对不是"祛火药"能解决的。

这个药每天服用两到三次，一般一次3～5片，如果是初次服用，3片即可，也要看通便的效果。如果大便已经很通畅了，就没必要拘于剂量，剂量和次数都可以酌减。

🜲 牛黄降压丸

牛黄降压丸确实有降压作用，可以在高血压初期，通过生活方式、饮食、运动调整之后血压仍旧降不下来的时候服用。而且这种人一定要是实证，舌尖很红，大便干，经常面红目赤，失眠烦躁。如果你是一个长年的高血压患者，用西药控制得已经很好了，绝对没必要担心药物的不良反应而改服中药。一个是中药长期服用也存在不良反应问题，另一个原因是，血压保持稳定是高血压人最关键的问题，不能为少吃药，吃所谓毒性小的药，而冒血压升高的风险，因为后者的后患远比吃药的不良反应要大。

如果是小蜜丸，一日吃两次，一次20～40丸；大蜜丸则一日吃一次，一次1～2丸。

少腹逐瘀丸
十个女人九个瘀 ·····································

最早出处：清代《医林改错》

使用时间：180年

主要成分：当归、蒲黄、五灵脂（醋炒）、赤芍、小茴香（盐炒）、延胡索（醋制）、没药（炒）、川芎、肉桂、炮姜

整体药性：温

功能主治：活血逐瘀，祛寒止痛。用于血瘀有寒引起的月经不调，小腹胀痛，腰痛，白带

典型征象：痛如针刺，固定不移，舌质暗，有瘀斑

　　这个方子是清代名医王清任所创。王清任是中医里的"改革家"，因为他在没有解剖学的中医里，第一个接触了人体解剖——他是通过在乱坟堆里观察尸体的状态推演出人体结构的。因为了解了人体结构，

对瘀血的定位也清楚，所以他最著名的五个方子都是和瘀血有关的"逐瘀汤"，分别能清除五个不同部位的瘀血。"少腹逐瘀汤"是其一，现在药店里卖的"少腹逐瘀丸"是后来改良的剂型，主要是妇科用的，因为少腹这个位置是妇科问题的"集散地"。

王清任对这个药的主治有过详细描述，"方治少腹积块疼痛，或有积块不疼痛，或疼痛而无积块，或少腹胀满，或经血见时，先腰酸少腹胀，或经血一月见三五次，接连不断，断而又来，其色或紫，或黑，或块，或崩漏，兼少腹疼痛，或粉红兼白带"。和现在妇科病联系起来，最适合用其治疗的有两个病，一个是"子宫肌瘤"，一个是"子宫内膜异位症"，都是子宫里有实质性病变的病，也是不折不扣的血瘀。

十个女人九个瘀

女性，特别是青春期之后，性发育成熟的女性，有瘀血是常事。说"十个女人九个瘀"一点都不为过，只是瘀血通过不同的形式表现出来罢了，其中表现在月经问题上是最多见的一种。

月经有血块儿，或者颜色发黑，痛经，来得不痛快，时间拖后，这是最常见的血瘀表现。一般情况下，这种瘀血可能是因为受凉或者流产手术的后遗症，可以通过药物，比如少腹逐瘀丸，甚至身体的自我调节而恢复，未必伴随始终。但是，如果痛经逐渐加重，而且结婚之后始终没怀孕，那就要去查一查是不是瘀血"扩大化"，有没有"子宫内膜异位"的问题了。如果之前还做过流产，这种可能就更大了。

假如真是"异位症"的话，想做母亲就有点难了，这也是现在导致女性不孕最常见的一种疾病。

之所以叫"异位"，就是说本该长在子宫里的内膜，现在长到异常的位置上去了，长到了腹腔、直肠、卵巢，有的甚至可能在鼻腔。但不管长在什么部位，这种黏膜都具备子宫内膜的特点，就是都会随月经来潮而出血。有的女孩子会发生"月经倒流"，就是该来月经的时候她鼻子出血，这就是子宫内膜长到鼻腔里了。

我见过一个严重的"异位症"女孩子，一直没怀孕。有一阵突然便血，去医院一检查还真的发现直肠里有异常。几乎就要被诊断是直肠癌的时候，医生突然想到了"内膜异位"，再一查才避免了误诊。她的便血实际上是内膜长到了直肠里，引起的按月经的规律出血。但遗憾的是，虽然没因为癌症切除直肠，但还是因为严重的"异位症"把子宫摘除了……有几个特点可以帮你判别是不是子宫内膜异位症。

首先是痛经。往往是以往正常，没有痛经史，突然从某一个时期开始出现痛经了。而且逐渐加重，甚至需要卧床或用药止痛，而且月经量多，经期延长。

其次是大便坠胀。在月经来前或月经来时，排便时能感到粪便通过直肠时疼痛难忍，但在其他时间并无这种感觉。前面说的那个便血的人，也有这样的症状，就是异位的子宫内膜深达到直肠黏膜了。

还有个症状是性交疼痛。如果异常的内膜长在了子宫直肠窝或者阴道直肠膈处，周围的组织就会肿胀。月经前期这些异位的内膜肿胀，性交时就要疼痛。

第四个症状就是不孕。有 40% 的子宫内膜异位症患者是不孕的，因为腹腔里的异位内膜每个月都不断出血，引起输卵管周围粘连。输卵管不能灵活地捡拾卵母细胞，严重的输卵管的管腔都被堵塞了，所以无法排卵。

对这种病的治疗有时候是难免手术的，通过手术切除异位的内膜，再通过药物控制其在腹腔内的生长，接下来的问题就是要抓紧怀孕。手术后的半年之内，是最容易怀孕的，越往后就会再次出现问题。也就是说，要赶在下一批异常的内膜长出来之前怀孕，因为这个病很容易复发。

王清任对"少腹逐瘀汤"的论述中还写道，"不知子宫内，先有瘀血占其地，胎至三月再长，其内无容身之地，胎病靠挤，血不能入胎胞，从傍流而下，故先见血。血既不入胎胞，胎无血养，故小产"。这个描述很是符合现在"子宫肌瘤"的特点，而肌瘤的治疗要么是手术，要么是中药化瘀，这要视肌瘤的大小和生长的位置而定。子宫肌瘤和子宫内膜异位症一样，正好是发生在少腹的症结，都属于典型的血瘀。如果确实不适合手术或者不需要手术，少腹逐瘀丸应该是这两种疾病保守治疗的首选。

除了这种发生在少腹的瘀血，还有些有瘀血的人肤色显得很暗，没光泽，连嘴唇也发暗，舌头也是暗的，甚至有瘀斑、瘀点。周身的皮肤都很粗糙，而且身体偏瘦，人容易显得憔悴甚至枯槁。中医辨认血瘀时有个形容皮肤的词"肌肤甲错"，就是说皮肤像动物的鳞甲一样纹理粗糙，由此可以看出，有瘀血的女人是很难有好皮肤、好面容的。她们想从根本上使自己变白细、丰润，唯一的办法是祛除瘀血。一般情况下，月经畅通了，皮肤也就变好了。所以女人想要皮肤好，有两个通道必须是通畅的，一个是大便，总是便秘，排毒不通畅；一个是月经，月经有瘀血，气血就不通畅。任何一个通道出问题，都会在容貌上表现出来。

"血瘀女"的通便药

女性的少腹瘀血，和手术的伤害有关，最直接的就是流产手术。做过多次流产手术的女性，眼周的色素沉着很严重，眼周经常是黑的。如果这个人不是因为缺少睡眠的话，黑眼圈的出现一般和子宫里的瘀血状态有关。在正常女性，来月经的时候眼圈也显得比平时要黑，因为月经期时，子宫是处于瘀血状态的。还有的人，没做过手术，也没处于月经期，睡眠也不错，但就是容易有黑眼圈，为此用了很多化妆品去遮盖消斑都不显效。这个时候应该观察一下，你是不是经常受寒，比如喜欢穿短裙，喜欢光脚，总是待在空调房间里，入秋很久了还迟迟不穿秋裤……总之注意是不是少腹、盆腔经常受凉，受寒是很容易血瘀的。

这种因为受寒导致的瘀血，最先出现的症状是疲劳，在疲劳的同时总觉得肚子重坠，站久了就会腰疼疲惫，但是去医院检查却没有"异位症"那样的器质性的病变，没有看到瘀血存在，但伸出舌头看，肯定质地是暗的，细看还会发现有瘀斑。这种情况往往出现在年轻时髦的女孩子身上，她们其实也是很讲究养生的，平时水果蔬菜没少吃，但总是大便干燥，这让她们很担心毒素在体内的堆积，长痤疮，皮肤变粗，于是就想方设法地去排毒，去吃泻药。但是，只要泻药一停，便秘依旧。这就是说，她们的便秘并非泻药的去火作用能解决的，这些常规的通便药不对她们的症，为什么？因为她们的便秘不是上火，而是受寒。中医讲，"血遇寒则凝"。遇寒之后，血流不畅，不仅影响到盆腔中的子宫和卵巢，使她们出现痛经或者是少腹的重坠，还影响到直肠的功能，便秘就是因此产生的。

在西医里，这种受凉的女孩子，其实是罹患有一种B超之类也发现不了的常见问题，就是"盆腔瘀血综合征"。这种"综合征"，只有通过对盆腔静脉的细致检查，才能发现静脉血液的流速缓慢，但这种并不明显的病理变化却足以影响她们的生活质量。

首先，腹腔的血液占全身血液的三分之二，而腹腔，特别是盆腔的静脉和其他部位的不一样。静脉壁很薄，弹性也差，血液流到盆腔本身就会自动减慢，如果这个时候再受寒，比如现在时髦的"露背装""露脐装"，或者天气很冷了还穿短裙，这些都给了少腹"最佳"的受寒时机。受寒之后，静脉血流的流速更加缓慢。

你想想，占全身三分之二的血流变得缓慢了，正常时要通过血液代谢出去的代谢废物就要停留在体内，看似和受寒无关，和瘀血无关的疲劳就这样产生了。存积在体内的代谢物就是我们平时要排的"毒"，疲劳就是"毒停体内"的结果，只是这种毒素的排出不能靠祛火和吃泻药，而是要通过保温乃至通过清除瘀血使血流恢复通畅。对于这种平时喜欢"美丽冻人"的女孩子来说，"少腹逐瘀丸"几乎是给她们定做的通便药。

因为这个药里有温热的干姜、肉桂、茴香，方子本身就是通过温暖血液驱除瘀血的。无论是有盆腔瘀血的人，还是本身是瘀血体质，长期面色晦暗的人，一定要明白，驱除瘀血是个漫长的过程，治疗要有耐心，不可能一蹴而就。在吃药祛瘀的同时，要特别注意保温，不能一边祛着旧瘀，一边再生新瘀。

也是因为有几味性质温热的药，吃这个药的时候可能会有"上火"的现象，比如长口疮、口干，甚至流鼻血，这个时候可以稍微配合一点祛火药。但即便如此，也不要轻易地吃祛火药，最多用黄连1～2克泡点水送服这个药，就把药物的热性牵制住了，以便于继续服药。而且不要因为上火就停药，毕竟瘀血是主要矛盾，要打持久战。

有瘀血的疼痛，痛点固定不移

王清任有5张著名的"逐瘀汤"方子，分别是治疗身体疼痛的"身痛逐瘀汤"，治疗头昏脱发的"通窍逐瘀汤"，治疗瘀血在膈下的"膈下逐瘀汤"，和现在已经做成中成药的"血府逐瘀汤"和"少腹逐瘀汤"。所谓"血府"，是指头和胸，因为王清任在解剖过程中发现，这两个部位血流丰富，如果血瘀肯定也症状明显。

很多有神经性头痛的人，伸出舌头自己照镜子都能发现舌头质地是暗的，甚至有斑点，而且头痛的时候总是固定在一个地方，疼起来像针刺似的。这3个条件就足以说明他的头痛是血瘀造成的，适合用"血府逐瘀丸"治疗，而血瘀造成的神经性头痛，在女性更常见。

神经性头痛是种常见病也是种难治病，之所以难治，不是因为病因复杂，而是因为始终没治疗到根本，没去根儿，只是疼起来吃止痛药，下次再犯时再吃，这对治疗毫无价值。对神经性头痛的正确治疗，是要在不疼的时候吃药，不是为止痛，而是为消除引起疼痛的原因。比如这种血瘀，绝对不是一天形成的，只有通过服用活血化瘀药，减轻瘀血，才能从根本上不让疼痛发生。一般要在头痛发作前服用半个月，给活血化瘀的药物一个作用时间，这样才可以减轻或者避免发作。

无论是"血府逐瘀丸"还是"少腹逐瘀丸"，里面都是以活血药为主，没有任何补气药，这就带来一个问题，如果吃，必须有明显的血瘀表现。具体说，就是舌头一定是暗的，如果还有瘀斑就更板上钉钉了，绝对不能滥用，化瘀药久服是要耗伤正气的，没有瘀的时候吃化瘀药，化瘀更无用武之地，会使人变得很虚。

·服用方法·

少腹逐瘀丸是蜜丸，改变瘀血体质和治疗子宫内膜异位症、子宫肌瘤等急迫问题而服药的目的不同，服药的量也不同。想要改善血瘀体质的人，可以间断地服用"少腹逐瘀丸"，一周吃3～5丸，坚持一两个月，而且切记一定不要受凉，否则瘀血会进一步加重。平时可以经常少量地喝点红酒或者黄酒，借助酒的温性使周身的血液运行起来。如果是要祛除存在于子宫的瘀血，一般一天要吃三次，一次1～2丸。

作用类似的中成药

❤ 失笑散

这个药是治疗女性痛经的常用药,它的组成比"少腹逐瘀丸"简单,就两味药,蒲黄和五灵脂,都是活血化瘀的。之所以叫"失笑"就是形容药物见效快,吃下去疼痛就减轻了,笑容就出来了。由瘀血严重引起的痛经,行经不畅,有血块时,可以在月经来之前三四天开始服用,等月经来得畅快了就停止。

❤ 丹参滴丸

这个药主要用在心绞痛的时候,是中药里的急救药,里面包含丹参和三七。和少腹逐瘀丸不同的是,这个药主要是针对上焦的,也就是最适合治疗心肺问题,目前最常用在心绞痛或者疑似心绞痛的时候。

有的人总觉得胸闷,不可能随时做心电图,自己又总是怀疑是不是心脏的供血问题,这个时候可以吃"丹参滴丸"试验一下。如果吃下去就觉得豁亮了,不那么憋闷了,就有可能是心肌供血问题,等于通过治疗明确了诊断。虽然未必到了心绞痛乃至心肌梗死的程度,但至少说明供血不像正常时那么充足才引起胸闷的,这个时候,即便是心电图没发现问题,也可以常吃丹参滴丸,因为其中有"三七"。

"三七"是一种活血而不破气的药物,"三七"的外皮是青色的，内里是黄色的，青可以入肝补肝血，黄可以入脾补脾气，所以这个药兼顾了攻和补的意义。过去犯人被发配到云南之后，关进监牢之前是要打一顿"杀威棒"的。有内线的人都会买通狱卒，行刑前喝一碗汤药，喝了之后挨打，痊愈得快，否则瘀血会多日不去。那药就是"三七"，用的就是其活血而不破气的特点，化瘀的同时扶正。所以，"三七"其实兼顾了丹参的活血和人参的补气作用。具体说，就是不是单纯地扩张血管，还有增加血液供应和心肌力量的作用，比直接扩张冠状动脉的硝酸甘油更针对病人本身，具备更多的补养作用。

附录·家庭常备中成药用法速查表·

名称	功能主治	服用方法	注意事项
补中益气丸	补中益气，升阳举陷。用于脾胃虚弱、中气下陷所致的体倦乏力，食少腹胀，便溏久泻	空腹服用，早晚各1次，1次服用6克	肠胃不好，消化不良者可将水丸用开水冲泡，溶化后当汤药喝
金匮肾气丸	温补肾阳，化气行水。用于肾虚水肿，腰膝酸软，小便不利，畏寒肢冷	1日2次，1次1丸	服用期间可能出现短时的上火、口干、口疮，可用苦丁茶1根或莲子心十几枚或黄连1克泡水送服，以缓解其热性
人参归脾丸	益气补血，健脾养心。用于气血不足引起的心悸，失眠，食少乏力，面色萎黄，月经量少、色淡	1天2次，1次2丸，空腹服用	服药期间如有感冒、发热，要暂停服用
附子理中丸	温中健脾。用于脾胃虚寒引起的脘腹冷痛，呕吐泄泻，手足不温等病症	1天2次，1次1~2丸	如果是春夏，天气炎热或者干燥，1天吃1次，也可以2天吃3次，把之间的时间空均匀就可以
八珍丸	补气益血，健脾和胃。用于气血两虚引起的面色萎黄，食欲不振，四肢乏力，月经过多	1天2次，1次1丸，空腹服用	服药期间如果有胃口不好的情况出现，可以配合"二陈丸"之类的药开开胃，尽量能坚持吃够秋冬两季。
生脉饮	益气，养阴生津。用于气阴两亏，心悸气短，自汗	1天2~3次，每次1支，饭前服用	如果虚得明显，可以适当加量，每次2支。服用期间尽量不吃或少吃萝卜
六味地黄丸	滋阴补肾。用于肾阴亏损引起的头晕耳鸣，腰膝酸软，骨蒸潮热，盗汗遗精	1天2次，1次1~2丸，空腹服用最好	糖尿病患者可以选择不含糖的水丸
养阴清肺丸	养阴清肺，清热利咽。用于咽喉干燥疼痛，干咳少痰，痰中带血	如果是丸剂，一般是1天2次，1次2丸；如果是口服液或糖浆，则1天喝1瓶	有高血压、心脏病、肝病、糖尿病、肾病等慢性病严重者，应在医师指导下服用
二陈丸	燥湿化痰，理气和胃。用于痰湿停滞导致的咳嗽痰多，胸脘胀闷，恶心呕吐	1天2次，如果舌苔很腻，胃口也很差，可以吃3次，空腹服用	过敏体质者慎用
五苓散	利水渗湿，温阳化气。用于膀胱化气不利，水湿内聚引起的小便不利，水肿腹胀，呕逆泄泻，渴不思饮	1天2次，1次6~9克，如果身体较胖，体重较大，可以稍微增加用量，1天可以服用3次	本药不宜常服；湿热者忌服

名称	功能主治	服用方法	注意事项
越鞠保和丸	疏气解郁，和胃消食。胸腹痞闷，脘腹胀痛，嗳腐吞酸，恶心呕吐，饮食不消	1天2次，1次6克，饭后服用	不适用于脾胃阴虚，主要表现为口干、舌红少津、大便干
加味逍遥丸	舒肝清热，健脾养血。用于肝郁血虚，肝脾不和引起的两胁胀痛，头晕目眩，倦怠食少，月经不调，脐腹胀痛	1次6克，1天2次	如果有神经性头痛，每次月经前就要发作，可以在月经来之前一周就开始吃，一直吃到月经来潮
安神温胆丸	和胃化痰，安神定志。用于心胆虚怯，触事易惊，心悸不安，虚烦不寐	1次1丸，1天2次	服药期间忌食肥厚油腻之物
朱砂安神丸	清心养血，镇惊安神。用于胸中烦热，心神不宁，失眠多梦	1次1丸，1日2次，饭后服用	因消化不良、胃脘嘈杂等而怔忡不安、不眠者忌服
天王补心丹	滋阴养血，补心安神。用于阴虚血少，神志不安导致的心悸失眠，虚烦神疲，梦遗健忘，手足心热，口舌生疮，舌红少苔，脉细而数	1天2次，1次1丸	
柏子养心丸	补气，养血，安神。用于心气虚寒引起的心悸易惊，失眠多梦，健忘乏力	如果是水丸，1次吃6克，如果是蜜丸，1次1丸，1天2次	
银翘解毒丸	辛凉解表，清热解毒。用于风热感冒引起的发热头痛，咳嗽口干，咽喉疼痛	1次1丸，1天2次	风寒感冒者不适用，其表现为恶寒重，发热轻，无汗，鼻塞流清涕，口不渴，咳吐稀白痰
龙胆泻肝丸	清肝胆，利湿热。用于肝胆湿热，头晕目赤，耳鸣耳聋，耳肿疼痛，胁痛口苦，尿赤涩痛，湿热带下	1次6克，1天2次，不要过服，而且要记得见好就收	服本药时不宜同时服滋补性中成药
牛黄清心丸	清心化痰，镇惊祛风。治疗痰热上扰引起的胸中郁热，惊悸虚烦，头目眩晕，中风不语，口眼歪斜，半身不遂，言语不清，神志昏迷，痰涎壅盛等症	1次1丸，1日1次，温开水口服	孕妇慎用
少腹逐瘀丸	活血逐瘀，祛寒止痛。用于血淤有寒引起的月经不调，小腹胀痛，腰痛，白带	如要改善血淤体质，可以间断地服用，1周吃3-5丸，坚持一两个月	孕妇忌服

图书在版编目（CIP）数据

药房里买得到的传世名方：新版 / 佟彤著. — 长沙：湖南科学技术出版社，2018.5
ISBN 978-7-5357-9795-7

Ⅰ.①药… Ⅱ.①佟… Ⅲ.①中成药—基本知识 Ⅳ.① R286

中国版本图书馆 CIP 数据核字（2018）第 077239 号

上架建议：畅销·健康生活

YAOFANG LI MAI DE DAO DE CHUANSHI MINGFANG: XINBAN
药房里买得到的传世名方：新版

著　　者：佟　彤
出 版 人：张旭东
责任编辑：林澧波
监　　制：蔡明菲　邢越超
策划编辑：李彩萍
特约编辑：朱冰芝
营销支持：李　群　张锦涵　傅婷婷
封面设计：刘红刚
版式设计：李　洁
出版发行：湖南科学技术出版社
　　　　　（湖南省长沙市湘雅路 276 号　邮编：410008）
网　　址：www.hnstp.com
印　　刷：天津宇达印务有限公司
经　　销：新华书店
开　　本：787mm×1092mm　1/16
字　　数：155 千字
印　　张：14
版　　次：2018 年 5 月第 1 版
印　　次：2018 年 5 月第 1 次印刷
书　　号：ISBN 978-7-5357-9795-7
定　　价：42.00 元

若有质量问题，请致电质量监督电话：010-59096394
团购电话：010-59320018